TRAITÉ

THÉORIQUE ET PRATIQUE

DE LA DÉRIVATION.

IMPRIMERIE DE Mme PORTHMANN,
RUE DU HASARD-RICHELIEU, 8.

TRAITÉ

THÉORIQUE ET PRATIQUE

DE

LA DÉRIVATION

CONTRE LES AFFECTIONS LES PLUS COMMUNES EN GÉNÉRAL TELLES
QUE LA PLÉTHORE, L'INFLAMMATION, L'HÉMORRAGIE, ETC., ETC.

Par L.-F. GONDRET,

Docteur en médecine de la Faculté de Paris, Fondateur de la Clinique ophtalmologique
de l'Hôtel-Dieu de Paris, Médecin honoraire des Dispensaires de la Société
Philantropique, Médecin consultant de l'Institution royale des Jeunes
Aveugles, Médecin près le Tribunal de première instance de la
Seine, Membre honoraire de la Société de médecine-pratique
de Paris, Membre correspondant de l'Académie impériale
médico-chirurgicale de Saint-Pétersbourg, et de la
Société de Médecine de Lyon ;

AUTEUR DE DIFFÉRENTS OUVRAGES SUR LA MÉDECINE.

PARIS

JUST ROUVIER ET LEBOUVIER, LIBRAIRES,
RUE DE L'ÉCOLE DE MÉDECINE, 8.

—

1837

TRAITÉ

THÉORIQUE ET PRATIQUE

DE

LA DÉRIVATION

CONTRE LES AFFECTIONS LES PLUS COMMUNES EN GÉNÉRAL TELLES
QUE LA PLÉTHORE, L'INFLAMMATION, L'HÉMORRAGIE, ETC., ETC.

PAR L.-F. GONDRET,

Docteur en médecine de la Faculté de Paris, Fondateur de la Clinique ophtalmologique
de l'Hôtel-Dieu de Paris, Médecin honoraire des Dispensaires de la Société
Philantropique, Médecin consultant de l'Institution royale des Jeunes
Aveugles, Médecin près le Tribunal de première instance de la
Seine, Membre honoraire de la Société de médecine-pratique
de Paris, Membre correspondant de l'Académie impériale
médico-chirurgicale de Saint-Pétersbourg, et de la
Société de Médecine de Lyon ;

AUTEUR DE DIFFÉRENTS OUVRAGES SUR LA MÉDECINE.

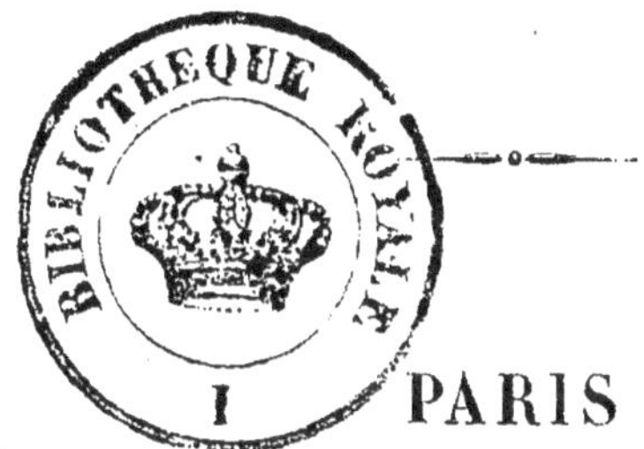

PARIS

JUST ROUVIER ET LEBOUVIER, LIBRAIRES,
RUE DE L'ÉCOLE DE MÉDECINE, 8.

—

1837

TRAITÉ

THÉORIQUE ET PRATIQUE

DE LA DÉRIVATION.

CHAPITRE PREMIER.

Exposition. — Siége du plus grand nombre des maladies. — La pesanteur. — Le typhus. — Guérison. — Typhus sans fièvre. —
Guérison. — Typhus artificiel produit sur deux lapins.

Le livre que je présente aujourd'hui au public sous le titre de *Traité théorique et pratique
de la dérivation en médecine,* est la conséquence
de mes Mémoires sur *l'emploi du feu,* sur l'application de la *pommade ammoniacale,* sur *l'air
atmosphérique* et l'usage de la *ventouse.* J'ai
mis à la suite de ma dissertation sur la ventouse
ma réfutation du rapport de M. le docteur
Adelon, à l'académie royale de médecine, sur
un mémoire présenté par M. David Barry,
médecin anglais, concernant les effets de l'air

1

atmosphérique et de la ventouse ; on y verra des arguments qui ne se rencontrent point dans ma dissertation, et des développements nécessités par les propositions erronées des membres de la commission.

A l'appui de mon raisonnement, j'ai cité des faits, et des faits nombreux, parce qu'eux seuls peuvent en prouver la justesse ; d'ailleurs, on ne doit répondre de l'efficacité d'une médication qu'après en avoir obtenu des succès multipliés, dans des circonstances où les maladies étaient graves et s'offraient avec des symptômes différents.

Avant d'entrer en matière, je dois faire connaître, pour l'intelligence de mon lecteur, le siége du plus grand nombre des maladies ; sachant les causes qui les font naître et se développer, il appréciera plus facilement la méthode que j'emploie pour les combattre et les vaincre, il comprendra mieux les motifs qui me l'ont fait adopter.

Le plus grand nombre des maladies, et plus de trente années d'études et d'expériences me l'ont démontré, sont produites par la *pléthore*, par *l'inflammation* et par *l'hémorragie*, qui ne sont que des degrés différents du même mode de lésion. A ces trois causes, j'ajoute une sensation de pesanteur qui, dans les affections de cet ordre, se manifeste d'une manière non moins douteuse que les quatre symptômes désignés par les anciens sous les noms de *douleur, tumeur, chaleur, rougeur.* La pesanteur a même quelque chose de spécial, c'est de signaler, dans la partie lésée, la présence d'un superflu de matière, de sorte que la persistance de ce symptôme, après la disparition de ceux qui l'avaient accompagné, est pour moi l'indice certain d'une perturbation coïncidant avec l'un des trois états de la même lésion : pléthore, inflammation, hémorragie.

Cependant, en attribuant le plus grand nombre des maladies aux causes citées dans le paragraphe précédent, je n'entends point désigner par là toutes les maladies. La science médicale n'est pas encore assez avancée pour qu'il soit possible d'assigner une place à chacune dans un cadre nosologique.

Malheureusement, la plupart se hâtent trop de définir ce qui n'est pas suffisamment démontré, de donner à une maladie une source qui lui est étrangère; de là, des erreurs, une fausse marche dans le traitement, et souvent la mort du malade, ainsi, par exemple, on appelle *typhus* des affections dont le siége principal et

primitif est fixé sur les glandes de Peyer, à l'état
inflammatoire. De la muqueuse intestinale au
cerveau, dans les premiers moments, il ne peut y
avoir que relation sympathique, de même qu'on
voit la dilatation des pupilles en rapport avec la
présence des vers dans le tube intestinal. Une inflammation quelconque d'un point des viscères
abdominaux, comme toute autre lésion étrangère au cerveau, peut, sans aucun doute, re-
vêtir la forme typhoïde, mais ce n'est point là
le vrai typhus; cette apparence, qui trompe
beaucoup de médecins, provient de la prolongation de l'inflammation rebelle aux premiers
remèdes; prolongation pendant laquelle la circulation du cerveau devient embarrassée, parce
que le malade est forcé de garder le lit, où d'ordinaire sa position est horizontale.

Le vrai *typhus*, stupeur, est une affection
cérébrale, son siége est au cerveau, et son principe analogue à la pléthore; je l'ai vu, je l'ai
étudié dans toutes ses phases, en Espagne pendant 1794, à Paris en 1814, à Charkoff en
1819, et toujours j'ai reconnu que c'était une
affection purement cérébrale. Je n'ai certainement point acquis cette certitude en peu de
temps et par des observations superficielles,
mais bien par des expériences nombreuses que

le succès a très-souvent couronnées. Le signe du
typhus est pour moi la lésion plus ou moins
complète, plus ou moins spontanée des fonctions nombreuses qui forment l'attribut du
cerveau. La confirmation de la présence de
cette maladie, comme du moyen curatif, est le
soulagement que j'ai constamment procuré
dans beaucoup de ces cas, par l'application de
ventouses sacrifiées autour de la tête, particulièrement à la suture lambdoïde, et de ventouses sèches aux extrémités inférieures. Je me
contenterai, pour le moment, de citer quelques
faits venant à l'appui de mon assertion.

En octobre 1831, pendant mon service à
l'Hôtel-Dieu, se trouvait, salle Saint-Landry,
n° 43, un homme affecté du typhus depuis
dix-huit jours : il était sans connaissance, sans
mouvement, on le considérait comme mort ; je
mis une ventouse à la nuque du malade, et
j'obtins deux à trois onces de sang ; immédia-
ment après, je frictionnai le front et les tempes
avec la pommade ammoniacale ; dès que le malade me sembla percevoir l'action de ce topique, je fis, sur les régions qu'il embrassait,
des lotions et des douches d'eau froide, et au
bout de quelques instants, il put entendre,
voir, et répondre aux questions qui lui étaient

faites. Il entra de suite en convalescence et fut bientôt complètement guéri.

Cependant, je dois faire observer que le typhus, que l'on croit être toujours accompagné de la fièvre, auquel on donne même le nom propre de fièvre, se présente quelquefois sans cet accident; j'en ai acquis la preuve dans plusieurs circonstances; je vais détailler l'une des plus remarquables. « Un homme, âgé de trente-trois ans, exerçant la profession de corroyeur, et d'une constitution très-robuste, a une dispute avec d'autres corroyeurs et se bat, il rentre chez lui, soutenu dans sa marche par des amis; on le met au lit, et je suis appelé; je trouve le malade dans l'état suivant :

« Raideur tétanique de tout le corps, perte de la connaissance et de l'usage des sens, pouls à 50 pulsations, respiration entrecoupée de soupirs rares, pupille dilatée, immobile, nulle blessure, nulle trace de contusion.

« On m'adjoint M. le docteur Guillotin: nous convenons d'essayer quelque laxatif... Difficulté extrême de la déglutition; reconnaissant la nécessité de nous abstenir de tous médicaments à introduire dans l'estomac, nous nous bornons à des frictions sèches, et à des vésicatoires aux cuisses et aux jambes; le malade

reste dans le même état pendant soixante huit
jours; au dernier paraissent des garde-robes
spontanées, et avec ces évacuations, le retour
graduel et assez prompt de la santé.

C'était certainement là une affection céré-
bro-spinale.

En 1794, j'ai été moi-même attaqué du
typhus à Azpeytia près de Tolosa. J'eus le délire pendant 25 jours. Tous les médecins étant
malades, je n'eus d'autres secours que les soins
bienveillants des maîtres de la maison où je
demeurais. On me donna de l'eau panée à boire :
vers le 22e jour, on me posa des vésicatoires
aux jambes, et le 25e j'entrai en convalescence.
La maladie avait commencé sans prodromes,
c'est-à-dire sans avant-coureurs, et elle finit
presque comme un sommeil profond qui ne
laisse après lui aucun souvenir, car pendant
24 jours j'avais été sans connaissance et le 25e
ma faiblesse seule m'apprit que j'avais été malade. On ne m'administra point de médicament durant le mal, et je m'en abstins dans la
convalescence.

Pour faire mieux ressortir le véritable caractère des affections cérébrales, je proposerai les
expériences auxquelles je me suis livré moi-
même pour m'éclairer sur un sujet aussi obs-

.cur, car une pratique qui n'est pas fondée sur des démonstrations péremptoires, mais sur l'usage ou les préjugés, est une pratique aveugle et fort dangereuse; je proposerai, dis-je, de produire sur des animaux un typhus artificiel. Prenez deux lapins vigoureux, portez-leur des coups à l'occiput, sans toutefois rompre les vertèbres; l'un et l'autre vous présenteront tous les symptômes de l'asphyxie cérébrale : stupeur, prostration ou cessation des forces musculaires, œil terne, respiration rare et convulsive; la mort terminera bientôt cette scène, si l'on ne porte secours aux deux lapins. Eh bien! abandonnez l'un, et il expire au bout de quelques minutes, appliquez sur l'autre l'électro-puncture, et il revient facilement à la vie. Une ventouse scarifiée à la nuque produit le même effet. Après cela, ouvrez la tête de celui qui a succombé, vous ne trouverez ni pléthore, ni inflammation : il est mort des suites de la commotion imprimée au cerveau, commotion qui a dérangé le rythme des mouvements que cet organe reçoit du cœur et des poumons; seulement, on aperçoit sur les muscles de son col une injection très-prononcée, et résultant des contusions faites dans cette région; il en est de même après diverses affections cérébrales pro-

fondes qui ont donné la mort, et principalement après l'apoplexie qu'on appelle nerveuse ;
ouvrez la tête de l'homme mort, et vous ne
trouverez aucune lésion apparente au cerveau.
D'après ces faits, on peut donc conclure que,
dans les affections cérébrales directes ou essentielles, il y a trouble soudain dans l'état du cerveau, dans la circulation de cet organe et dans
l'innervation, d'où naissent la stupeur, la pesanteur de la tête, la somnolence, le coma, le
carus, la chaleur, la douleur, etc., symptômes
dont le malade n'est pas toujours en état de rendre compte, et une altération plus ou moins
notable des facultés cérébro - sensoriales. Le
typhus des armées présente souvent des exemples de l'abolition soudaine de l'intégrité des
fonctions cérébrales. Les chocs imprimés à la
tête en fournissent aussi la preuve.

Un matelot, faisant le curage d'une chaloupe, perd l'équilibre et tombe de telle manière
que sa tête se trouve engagée entre le bord de la
chaloupe en mouvement, et un gros vaisseau
de ligne. Cet homme perd à la fois le sentiment
et le mouvement, il rend le sang par le nez et
les oreilles ; on le transporte à l'hôpital, où l'on
reconnaît une fracture comminutive de tout l'occipital. Il ne recouvra l'usage des facultés céré-

bro-sensoriales qu'au bout de quelque temps.
Il guérit toutefois après l'extraction d'une quantité considérable d'esquilles, et il sortit portant
une espèce de casque d'argent à l'occiput.
(JACOBIUS BONTIUS , *de Medicinâ Indorum,*
p. **100.**)

Un jeune homme de 21 ans, dont l'intelligence
facile avait reçu un grand développement dans
le collége, était entré prématurément dans le
monde; devenu secrétaire particulier d'un ministre sous la restauration, il ne sut pas résister
aux séductions qui se rencontraient dans sa position. Il était fort instruit pour son âge, causait pertinemment sur beaucoup de choses en
dehors de la vie usuelle, mais toute occasion
de plaisir le trouvait sans défense; il avait perdu
tout empire sur ses penchants et ses goûts.
Quoique sa santé s'altérât, il poursuivait machi-
nalement son genre de vie, qui ne tarda pas à
produire un trouble très-grave dans toute son
organisation. Il était depuis 24 heures dans
l'état suivant, lorsque je fus appelé pour lui
donner des soins; coma profond, tête brûlante,
battements fréquents et forts des temporales et
occipitales, yeux fermés involontairement, pupilles fortement dilatées, vision nulle, audition
nulle, trismus, pouls dur, tendu, très-déve-

loppé. Le sentiment de la peau très-obtus, les membres sans mouvement.

Une forte saignée du bras et des sangsues appliquées autour du cou, n'avaient apporté aucun changement à son état. Je plaçai des ventouses scarifiées au cou et sur la suture lambdoïde, à la suite desquelles la connaissance revint imparfaitement, le malade se plaignait d'une pesanteur et d'une douleur indicibles dans la tête, les yeux, les paupières. J'insistai sur ces mêmes ventouses, j'en fis appliquer de sèches sur toutes les régions du tronc et des membres abdominaux, j'administrai des laxatifs et des purgatifs, de petites vésications sur les régions du ventre, derrière la tête du péroné. Le succès de ces remèdes fut tel qu'au bout de trois semaines le malade entra en convalescence. C'était beaucoup comme fait médical, mais fort peu pour le malade, s'il n'avait sur lui assez de force pour changer son genre de vie. Mais lorsque sa santé fut rétablie, il reprit ses habitudes qui occasionnèrent de nouvelles chutes, auxquelles il succomba, après avoir langui pendant près d'un an.

J'en ai dit assez pour éclairer le lecteur sur le principe du plus grand nombre des maladies, je vais actuellement entrer en matière, et par-

ler de la dérivation et des effets auxquels on arrive en s'en servant; je me livrerai ensuite à la
discussion sur l'emploi du feu, de la pommade
ammoniacale et de la ventouse. Les faits suivront
le discours, et comme les phases des maladies que
j'ai traitées y sont minutieusement détaillées,
le médecin pourra me suivre dans l'application
de ma méthode et y puiser des préceptes utiles
à ses malades.

CHAPITRE II.

La dérivation normale consiste dans le cours régulier des diverses évacuations propres au corps humain; vapeurs cutanées et pulmonaires, urines et fèces. La dérivation thérapeutique a pour objet de rétablir la dérivation normale quand elle est ralentie ou suspendue. C'est une loi du globe que tous les liquides qui sont à sa surface éprouvent une vaporisation permanente. Or, le corps humain est soumis à cette loi et la vaporisation qui en résulte est connue depuis longtemps. Cette vaporisation varie suivant beaucoup de circonstances physiques et morales. Une température chaude, humide la favorise ; elle est ralentie, au contraire, sous l'influence d'une température froide, sèche. Sanctorius est le premier qui l'ait évaluée d'une manière certaine. On estime qu'elle forme à elle seule les cinq huitièmes des différentes évacuations diurnes du corps. On sait aussi qu'un grand nombre de maladies sont produites par le ralentissement de la vaporisation ou par le retard qui a lieu dans les autres évacuations (1). Les catarrhes, les rhumatismes, les inflammations, etc., n'ont souvent pas d'autre origine. Or, ces affections ne peuvent di-

(1) Aphorismes d'Hippocrate.

« Les vents du midi émoussent l'ouïe, obscurcissent la vue, ren-
« dent lourd et la tête pesante, relâchent et affaiblissent le corps.
« Lorsque cette température domine, ses effets se font plus parti-
« culièrement ressentir aux personnes en état de maladie : si les
« vents sont du nord, ils occasionnent des toux, des maux de gorge,
« resserrent le ventre, donnent la dysurie, causent des horrors, des
« douleurs de côté et de poitrine ; lorsque cette température domine,
« on doit s'attendre à de tels effets pour maladies. »

Trad. de DE MERCY.

minuer ou se dissiper que par le rétablissement du mouvement centrifuge; c'est-à-dire,
par le retour normal des diverses évacuations
propres au corps.

La dérivation thérapeutique est d'ailleurs
pratiquée dans les voies ordinaires que suit la
nature. On appelle critiques les sueurs, les
évacuations, les exanthèmes, certains dépôts
qui se prononcent dans le cours des maladies,
et même on voit les affections qui, en raison
de leur gravité et du pays où elles se développent, sont abandonnées à elles-mêmes comme
la peste, la fièvre jaune, le typhus; on les voit,
dis-je, guérir sous l'influence de bubons, d'éry-
sipèles ou d'autres exanthèmes, de sueurs, etc.,
qui se manifestent spontanément.

La dérivation, telle que nous l'entendons,
n'est qu'une imitation des procédés de la nature. Que sont, en effet, les laxatifs, les su-
dorifiques, les diurétiques? que sont la rubéfaction, la vésication et la cautérisation, sinon
des moyens propres à opérer les dérivations
qu'on ne peut attendre des efforts de la nature,
en raison de l'intensité de la maladie et de sa
tendance évidente à une dégénérescence funeste?

Indépendamment des causes générales auxquelles se rattache la dérivation, ce mode de

médication dépend aussi d'une loi particulière
à l'organisation. Quatre gros vaisseaux (les
deux carotides et les deux vertébrales) sortant
du voisinage du cœur gauche, portent le sang
artériel à la tête; un seul (l'artère crurale)
partant d'un point éloigné du cœur gauche,
d'un diamètre considérable, mais moins développé que les diamètres réunis des quatre
artères de la tête, un seul vaisseau, dis-je, se
rend au membre inférieur comprenant la
cuisse, la jambe et le pied; il est donc évident
que la tête, dont la masse est fort petite relativement à celle des diverses parties du membre inférieur, reçoit proportionnellement
beaucoup plus de sang que ces derniers organes. Le peu de distance qui sépare la tête du
cœur doit nécessairement donner une grande
activité à la circulation de la tête, lorsque cette
région est le siége d'une pléthore ou d'une
inflammation, comme à l'époque de la dentition, etc., toutes les fois qu'il y a un dérangement dans la circulation pulmo-cardiaque.
Les deux mouvements imprimés au cerveau
sont donc ralentis ou accélérés suivant le
rythme des mouvements du poumon et du cœur.
Or, si le cerveau, dans son état d'intégrité,
est passible des désordres de la circulation, il

en est nécessairement encore plus affecté lorsqu'il est lui-même dans un état morbide. Si,
comme cela se voit fréquemment à tout âge,
mais principalement dans l'enfance et la vieillesse, le cerveau est devenu le siége d'une pléthore sanguine, d'une inflammation, il est
évident que le thérapeute doit éviter toute médication propre à favoriser la pléthore ou l'inflammation, soit directement, soit indirec-
tement. L'expérience m'a depuis longtemps
démontré que, dans les affections aiguës de la
tête, les médications qui se peuvent exercer
sur cette région à l'aide des sangsues et des
vésications, sont propres à donner plus d'intensité aux symptômes cérébraux. Qui n'a vu
les inflammations cérébrales et oculaires augmenter sous l'influence des sangsues appliquées itérativement sur les tempes, autour
des yeux et des oreilles? Il est facile d'ailleurs de se rendre compte de ce résultat : les
sangsues divisent la peau en y faisant une
incision profonde, à l'aide de l'action complexe du vide et de leur triple mâchoire. Il se
fait sur la partie un appel et une évacuation
des liquides sanguins; mais l'afflux continue
après le séjour des vers sur la peau, par l'effet
des piqûres qui présentent une auréole inflam-

matoire, du prurit, et quelquefois un érysipèle ou un phlegmon. Ces inconvénients n'accompagnent pas l'application des ventouses,
surtout lorsqu'on emploie la pompe pneumatique et le scarificateur, qui permettent de gra-
duer la médication. Les piqûres de ce dernier
instrument ne sont pas suivies d'inflammation,
par conséquent il n'y a pas d'afflux consécutif
dépendant de son application. Dans ces cas pathologiques, il me paraît plus rationnel et généralement plus utile de ventouser instantanément la nuque, la suture lambdoïde, si le cas
est grave, et de poser, presque en permanence,
de larges ventouses sèches, parfois scarifiées,
aux régions inférieures du tronc et aux cuisses.
On rubéfie de la sorte une très-grande étendue
de la surface cutanée : cette rubéfaction étant
le produit de l'accumulation des liquides sanguins sur des parties qui en contiennent peu
dans l'état ordinaire, il en résulte nécessairement une contraction dans les vaisseaux inté-
rieurs, prochains ou éloignés, et une déplétion
corrélative des organes affectés. On peut aussi,
dans les inflammations de la tête et des yeux,
tirer un parti avantageux des inconvénients
même qui sont attachés aux sangsues, en plaçant ces annélides sur les hanches et sur les

membres inférieurs ; les inflammations qui accompagnent leurs piqûres sont alors un puissant moyen de dérivation.

Les petites vésications ou cautérisations pratiquées aux jambes, derrière la tête du péroné, appartiennent à cette catégorie ; comme on peut en juger par les observations.

Les laxatifs concourent efficacement au même but, en évacuant les fèces et une quantité plus ou moins grande de liquides. — La saignée du pied a souvent aussi de grands avantages contre les affections cérébrales et oculaires

La cautérisation du sinciput, ou des autres régions de la tête, avec ses adjuvants, ne doit être employée que dans les affections cérébrales et oculaires, chroniques, ou lorsque au préalable on a triomphé des symptômes aigus par les moyens que je viens d'indiquer ; au contraire, lorsque les régions inférieures du tronc et des membres sont le siége d'une pléthore, d'une inflammation ou d'une hémorrhagie, comme dans l'entéro-gastrite, dans les pertes, les hémorroïdes, le plus sûr moyen de parer à ces affections consiste à déterminer des actions dérivatives sur les parois abdominales, et sur un siége opposé, comme le dos, les épaules.

La constance des résultats, je veux dire l'a—
mendement des affections cérébrales et ocu—
laires par des dérivations exercées sur les
régions inférieures du corps ; des affections
abdominales et utérines par des dérivations
pratiquées sur les régions supérieures du tronc,
me paraît démontrer d'une manière péremptoire la loi physiologique et thérapeutique de
la dérivation.

La dérivation a ses degrés comme toute médication, et se mesure sur l'échelle des forces
du malade ; on épargne le sang de celui qui est
débile, presque exsangue ou que les saignées
dépriment trop. C'est le propre de la ventouse
sèche ou très-légèrement scarifiée, de produire
le plus grand amendement possible, en ôtant
aussi peu de sang que le requiert l'indication.
Si le malade est facile à purger et qu'il suffise,
pour produire cet effet, d'une tasse d'eau de
chicorée, d'un verre d'eau de Sedlitz, on ne lui
administre pas les purgatifs, encore moins les
drastiques. Ceux-ci conviennent quelquefois
dans certaines constitutions, surtout dans les
climats humides.

Il en est de même des médications que la
douleur concourt à former. Elles étaient pres—
que inusitées, il y a trente ans, et c'est depuis

cette époque que je m'applique à en tirer parti. Je la regarde comme la voie la plus sûre de guérison, lorsqu'on l'emploie dans un degré relatif à la susceptibilité du malade, et qu'on l'associe aux autres moyens dérivatifs. A proprement parler, il n'y a d'inconvénients que pour la réputation du médecin, parce que la rivalité a beaucoup de chances pour déprécier ce genre de secours, et qu'elle parvient facilement à faire partager au public médical et au monde le blâme qu'elle distribue sur le remède et le médecin.

La douleur thérapeutique doit être mesurée dans son intensité et dans sa durée, sur la gravité de la maladie et sur l'aptitude du malade à la supporter. Or, la pommade ammoniacale est un excellent critérium pour apprécier la sensibilité normale et morbide. Appliquée transcurremment sur le front, les tempes et le grand arc des paupières dans beaucoup d'affections cérébrales et oculaires, les malades supportent différemment ce topique. Un des motifs de cette médication étant de ne produire qu'une action instantanée sur la peau, et notamment sur les rameaux du nerf de la 5e paire, il est indispensable d'enlever la pommade, au moyen de douches ou d'injections d'eau froide, aussitôt qu'il y a cuisson ou douleur. Chez quelques malades, la sensation pénible étant soudaine, il faut se hâter de les soulager ; chez d'autres, il se passe plusieurs secondes avant que cette sensation se soit développée ; enfin il en est dont la faculté de sentir, normale ou morbide, est assez émoussée pour qu'ils supportent sans souffrir le topique pendant une minute ou deux ; or, comme cet espace de temps suffit pour former une vésication que l'on n'a pas en vue d'opérer, il faut, dans ce cas, employer la douche au bout de douze ou quinze secondes.

Dans les affections chroniques de l'utérus, les douleurs sont quelquefois si violentes que les applications de pommade ammoniacale ou de moxa que je forme à la région du sacrum contre cette maladie, ne sont regardées par les malades que comme une très-faible expression des tortures qu'elles éprouvent spontanément, et souvent d'une manière permanente.

Il est des cas où la douleur thérapeutique, même la plus vive, cesse d'avoir le caractère d'une sensation pénible, où même elle se convertit en sensation agréable. Dans les douleurs très-aiguës du choléra, et surtout dans les douleurs et les syncopes qui accompagnent

les pertes après l'accouchement ou l'engorgement chronique de l'utérus, l'application
de la pommade ammoniacale et de l'eau bouillante sur différents points de la peau, comme
le front, les tempes, la partie antérieure
du cou, ne produit qu'une sensation indicible
de bien-être. Bien plus, la malade, qui est
dans ce cas, prie instamment de renouveler continuellement l'agent irritant, l'eau bouillante,
par exemple, lorsque son action s'affaiblit
par l'abaissement de la température du liquide.

Au reste, depuis quelques années, on emploie plus fréquemment les médications dans
lesquelles il y a intervention de la douleur. La
méthode endermique en est la preuve. Elle se
fait ordinairement par le moyen de la pommade ammoniacale, servant à mettre à nu le
point de la peau sur lequel on applique le médicament que l'on veut introduire à l'intérieur.
Peut-être même ne fait-on pas suffisamment
état des effets de la vésication, en rapportant
trop exclusivement à l'absorption du médicament les changements opérés dans la maladie.

Ce qui me fait penser ainsi, c'est le succès
que j'obtiens depuis longtemps par la méthode

purement dérivatoire contre les rhumatismes
et les névralgies.

J'ai fait sentir, il y a longtemps, l'importance de l'occasion que l'étude des maladies
oculaires offre au médecin pour connaître, par
le sens de la vue, le caractère de la maladie,
et ses modes de développement et de dégénérescence. Il en doit nécessairement résulter des
inductions utiles pour l'appréciation des mêmes
modes de lésion sur des parties qui, par leur
siége plus ou moins profond, n'en permettent
pas l'exploration par le secours de la vision.
Ainsi, dans la pléthore et l'inflammation des
paupières et de la conjonctive, on voit 1° la tuméfaction ; 2° la rougeur de ces parties dans
des degrés très-variables ; 3° l'exsudation muqueuse, puriforme, purulente ; 4° les nébu-
losités qui altèrent la conjonctive et la cornée ; 5° l'albugo ; 6° les fausses membranes sur
la conjonctive et la cornée ; 7° le staphylôme ;
8° les altérations de l'humeur aqueuse ; 9° les
différentes formes de la cataracte ; 10° les altérations de l'humeur vitrée, etc. Si l'on associe
à ces phénomènes les symptômes dont le malade peut rendre compte, tels que la sensation
d'une molécule de sable dans les yeux, la cha-

leur, le prurit, la douleur, la pesanteur, puis les symptômes essentiels ou sympathiques, comme chaleur, pesanteur de tête, étourdissement, fièvre, etc., on a le tableau complet d'une lésion qui se rencontre fréquemment sur les autres points de l'organisation avec des formes différentes, suivant les organes et leurs relations sympathiques, et qu'on ne peut constater pendant le cours de la maladie aussi parfaitement que dans l'œil à l'état morbide. La nécropsie nous fait connaître, il est vrai, la détérioration des tissus et des organes ; mais c'est ordinairement dans un degré très-avancé, sauf quelques cas rares où l'on remarque à la fois la maladie, l'inflammation, dans ses différentes phases, comme l'exemple de grossesse extra-utérine, rapportée par M. le professeur Lallemand dans sa thèse inaugurale.

Enfin, il est des cas où la dérivation complexe qui compose le traitement sincipital a manifesté des ressources dont la réalité ne pouvait être même soupçonnée *à priori*, en raison de la nature et de l'ancienneté de la lésion. Une jeune fille de quinze ans, scrofuleuse, non encore nubile, était complètement aveugle depuis longtemps, par suite d'inflammations réitérées du cerveau. Ses yeux présentaient réunis les symptômes de la goutte-sereine et du glaucôme. L'humeur vitrée paraissait légèrement blanchâtre, non verdâtre; la pupille était extrêmement dilatée, immobile; la vision complètement nulle. La présence du soleil n'était même pas perçue. Des ventouses, rarement scarifiées, à la nuque et à la suture lambdoïde; des ventouses sèches placées, chaque jour, deux fois pendant une heure, aux hanches et aux cuisses; des laxatifs, et enfin la cautérisation sincipitale par le cuivre incandescent, aidée de ses adjuvants; tous ces moyens lui rendirent, pendant plusieurs mois, assez de vision pour qu'elle pût se diriger seule et même reprendre ses études, lisant avec des caractères de trois à quatre lignes de dimension. J'aurais désiré continuer le traitement pendant au moins une année, à cause de l'ancienneté de la maladie; je fus obligé de le cesser. Un an après mon traitement, la jeune malade éprouva de nouveau de la douleur, de la chaleur et de la pesanteur à la tête avec fièvre; elle perdit la vue et mourut. A l'ouverture du corps, on ne trouva aucune lésion du nerf optique dans tout son trajet, depuis les tubercules quadrijumeaux jusqu'à l'œil. On rencontra plusieurs dégénérescences

tuberculeuses dans le lobe droit du cerveau : l'une d'elles avait un pouce et demi de
longueur sur un pouce de profondeur; située
dans les circonvolutions antérieures et externes
du lobe, elle était détachée des tissus du cerveau, dans la moitié de son étendue, et baignée
dans une petite quantité de sérosité jaunâtre.
Ce tubercule était jaune, plus dense que les
tissus cérébraux. Ainsi l'altération des yeux
n'était pas directe; elle dépendait d'une lésion
grave des tissus cérébraux, et cependant elle
avait cédé à des médications dérivatives.

Je ne prétends pas que mes soins avaient la
portée de résoudre les tubercules; mais je suis
parfaitement convaincu que la vie pouvait continuer en présence de cette terrible maladie,
puisque le traitement avait rendu la santé et la
vue pendant plusieurs mois. Il y a en effet beaucoup d'exemples d'une sorte de longévité chez des
personnes qui ont eu, pendant un grand nombre d'années, des maladies entièrement incurables. M. le marquis de Falaiseau, septuagénaire, se portait parfaitement, était dispos,
doué d'un grand appétit qu'il satisfaisait habituellement, sans jamais avoir à se plaindre de
son estomac; de plus, il était grand marcheur.
Un jour qu'il éprouvait moins d'appétit que de

coutume, il prend une dose de tisane, dite
royale, espèce de drastique apparemment.
Trente ou quarante évacuations alvines suivent
l'usage de ce remède; le dévoiement continua
pendant trois ou quatre semaines. Il arrive à
Paris, et tous les efforts de la médecine, le plus
sagement combinés, ne l'empêchent pas de
terminer sa vie au bout d'un mois. Les symptômes avaient fait reconnaître l'existence d'une
hypertrophie considérable du foie, surtout de
son petit lobe, à cause de la saillie énorme qui
existait sous l'appendice xiphoïde et à l'épigastre; on constata aussi une inflammation péritonéale de l'hypochondre droit. Sur les
questions que je lui avais faites, concernant la
date de cette tumeur, M. de Falaiseau m'avait
répondu qu'il avait toujours eu cette conformation. Pour ne pas entrer dans des détails
inutiles, je me bornerai aux faits suivants que
démontra l'ouverture du corps.

Foie développé au point de couvrir les deux
hypochondres; la rate atrophiée.

Dans le foie, plusieurs tumeurs du volume
du poing, cylindroïdes, jaunes, d'un tissu
comme lardacé, homogène; deux ou trois de
ces tumeurs en partie à l'état pultacé.

Quelques traces d'inflammation et de pus

sur l'enveloppe péritonéale de la vésicule du foie. La muqueuse saine dans toute son étendue. Le pylore non pas squirrheux, mais cartilagineux dans les trois quarts de son diamètre. Ainsi, au rapport du malade et de toute sa famille, M. de Falaiseau avait joui d'une parfaite santé jusqu'à l'âge de soixante-dix ans, quoique atteint de plusieurs lésions incurables. Il digérait très-bien chaque jour une grande quantité d'aliments, et ne connaissait pas, comme on dit, son estomac, bien que le pylore dût être, selon l'opinion générale des médecins, grandement gêné dans ses fonctions. Personne ne pensera, je crois, que ces diverses lésions, sauf l'inflammation péritonéale, se fussent formées depuis deux mois. Or, l'anatomie pathologique fait connaître, pour chaque organe, sans exception, des lésions graves avec lesquelles la vie s'est soutenue pendant longtemps. Combien de personnes vivent, même âge d'homme, avec des altérations profondes du cerveau, du poumon et du cœur, ces trois instruments essentiels de la vie. Ces notions m'ont déterminé, il y a longtemps, non à m'occuper de la résolution de ces lésions, puisqu'il est impossible de rétablir l'état normal, mais à les atténuer, autant que possible, par les dérivatifs, en ménageant constamment les forces du malade.

Comme le lecteur doit être maintenant pénétré des avantages de la dérivation en médecine, je passe aux principaux agents de ma méthode, c'est-à-dire au feu, à la pommade ammoniacale et à la ventouse. Ainsi que je l'ai dit, chacun d'eux a son chapitre et ses propriétés particulières.

CHAPITRE III.

DU FEU.

Recherches de l'auteur pour l'emploi du feu. — Méthode des anciens. — Axiôme d'Hippocrate. — Son opinion. — Nombreux obstacles surmontés par l'auteur pour arriver à son but. — Sa pratique. — Grands avantages qu'il en retire. — La paralysie. — L'apoplexie. — L'épilepsie. — Le rachitisme. — La goutte. — Les névralgies. — Les engorgements viscéraux. — La cataracte, la goutte-sereine dissipées par la cautérisation. — Expériences. — Mémoire de l'auteur à l'Académie des Sciences sur l'emploi du feu en médecine et la pommade ammoniacale. — L'Académie nomme Percy, Portal et Thénard pour lui en faire le rapport. — Le baron Percy est témoin de plusieurs expériences. — Tous ses doutes sont dissipés. — Rapport entier de ce médecin, qui explique les faits dont il a été témoin et les heureux effets de la cautérisation. — Observations où l'auteur met sa théorie en pratique.

Dès mon début dans la pratique médicale, frappé de la résistance qu'opposent aux ressources de la thérapeutique la plupart des maladies chroniques, je résolus de multiplier mes efforts pour découvrir le moyen de guérir ou au moins d'affaiblir des maux qui décèlent une grande partie de la société. Je ne tardai pas à reconnaître que cet objet de mes réflexions avait constamment occupé l'esprit des anciens, et qu'ils nous avaient légué un remède dont ils se servaient avec confiance et avantage contre un grand nombre de maladies.

C'est dans Hippocrate, l'oracle de la médecine antique, qu'est déposée cette espèce de panacée. *Les maladies que les médicaments ne guérissent pas,* dit-il, *le fer les guérit, celles que le fer ne guérit pas, le feu les guérit, et celles que le feu ne guérit pas, il faut les regarder comme incurables.* Cet axiôme me parut être le résultat de l'expérience de tous les siècles qui l'avaient précédé, et je crus qu'en m'appuyant sur cette imposante autorité, je pourrais désormais attaquer les nombreuses maladies devant lesquelles, jusque là, j'étais resté dans cette inaction si pénible pour le médecin. Alors, je me livrai à de nouvelles recherches, et bientôt je reconnus que tous les grands médecins, dont l'époque sépare la 80ᵉ olympiade de notre siècle, avaient adopté cette pratique avec succès, et que, dans les annales de la France, plusieurs hommes, célèbres par leurs connaissances, avaient donné leur suffrage à ce remède.

Heureux de connaître un remède qui semblait me promettre de grands avantages ; de la théorie je passai à la pratique : mais, je m'apperçus bientôt que le conseil était plus facile à apprécier qu'à mettre en usage ; je ne me décourageai point pourtant, et fort de mes autorités, je multipliai mes épreuves ; enfin les observations que je recueillis vinrent s'accorder complètement avec celles de mes auteurs ; je vis des maladies terribles se dissiper ou s'arrêter devant l'adversaire que je leur opposais, des phthysies cédèrent à l'action plus ou moins souvent répétée de la cautérisation, et à force de tentatives, soit heureuses, soit infructueuses, j'arrivai à la preuve qu'il est une époque, dans cette affection, où elle doit céder à la puissance du feu.

Je dirigeai ensuite ce moyen contre des maladies non moins communes que cruelles, contre la paralysie, l'apoplexie, l'épilepsie, le rachitis, les boutons cancéreux, la goutte, les névralgies, etc. Peu de temps après ces expériences, j'affrontai avec la même arme les engorgements viscéraux, la cataracte et la goutte-sereine. Dans ce dernier cas, de semblables succès me prouvèrent, à des degrés différents, l'efficacité du traitement, même dans les circonstances où l'on avait beaucoup trop tardé à y recourir.

Je fus donc fondé à regarder le feu comme le tonique par excellence, comme le régulateur de ce qu'on appelle principe vital, car on ne peut se former une autre idée d'un remède qui rétablit à la fois les facultés physiques et morales. Je vais citer à l'appui de mon assertion, et indépendamment de ceux mis à la suite de ce chapitre, deux faits des plus remarquables.

Une jeune personne de seize ans et demi était atteinte, depuis son enfance, de fréquents accès d'épilepsie. Lorsque je fus appelé pour lui donner des soins, voici quel était son état : au moral, sorte d'idiotisme ; au physique, locomotion incertaine, chancelante, circulation embarrassée, leucorrhée depuis neuf à dix ans, dysmenorrhée, goutte-sereine de l'œil gauche. Je la traitai et j'acquis la conviction que tous ces phénomènes dépendaient d'une seule cause, puisqu'un seul remède, le feu, les fit disparaître.

Je passe à l'autre fait :

En 1821, je fus appelé chez madame de Trinquelague : cette dame éprouvait, depuis trente-six heures, des vomissements continuels et des déjections alvines très-fréquentes ; on avait favorisé ces symptômes avec des boissons tièdes. Lorsque j'arrivai, la malade se plaignait de douleurs horribles à l'épigastre; tous ceux qui l'entouraient étaient dans l'anxiété la plus pénible; je reconnus le choléra sporadique.

Pour déplacer la douleur, je posai un topique de pommade ammoniacale sur l'épigastre; l'action de ce remède, quoique extraordinairement actif, étant trop lent au gré de la malade, j'appliquai, sur toute l'étendue de l'épigastre, des compresses imbibées d'eau bouillante. Ces compresses me brûlaient les mains, il n'en était pas ainsi pour la malade, à laquelle ce calorique causait une sensation agréable, en ce sens qu'il diminuait les angoisses intérieures. Mais, dès que l'eau cessait d'avoir une haute température, la malade se plaignait de la recrudescence des douleurs internes, de telle sorte que, pendant plusieurs minutes, je fus obligé de renouveler, coup sur coup, les applications d'eau bouillante. Avec cette médication, les symptômes disparurent, et une potion légèrement tonique rendit la malade tout à fait à la santé.

J'ai parlé de cataractes guéries par la cautérisation; je dois ajouter, guéries même après que la cataracte a été pratiquée sans succès. En lisant mes observations , on verra plusieurs exemples du dernier cas ; ici j'en soumettrai un qui appartient à la première catégorie.

M. Bourgenot, âgé de 50 ans , sergent à la 9e compagnie des sous-officiers sédentaires à Bicêtre, eut, le 31 août 1824, une inflammation de l'œil droit avec céphalalgie, pesanteur de tête et une douleur qui s'étendait de la partie supérieure de l'orbite au centre de l'œil ; il y avait, en même temps, abolition complète de la vision dans cet organe. On fit une saignée au bras , on posa vingt sangsues au cou , un très-grand vésicatoire au bras et un séton à la nuque.

Ce malade me fut adressé , le 8 décembre 1824 , par le commandant de son corps.

Le jour qu'il se présenta à ma consultation , voici quel était son état :

OEil droit. Vision nulle, conjonctive, enflammée, sorte de boursouflement assez ressemblant au chémosis, sans douleur, pupille immobile étroite; cataracte très-prononcée.

OEil gauche. Vision constamment troublée par un brouillard assez épais et, par moments, tout-à-fait confuse; opacité très-évidente du cristallin, lequel est d'un gris-blanc.

9 décembre 1824 : cautérisation sincipitale, ventouses scarifiées à la nuque, suppression du séton.

17 décembre : le brouillard a sensiblement diminué, quelquefois il n'existe plus ; la vision est plus nette ; le malade qui, depuis long-temps, ne pouvait écrire qu'en se servant de lunettes et seulement pendant quelques ins-tants, écrit maintenant beaucoup plus longue-ment sans ce secours.

Août 1825 : la cataracte de l'œil gauche est presque invisible, et la vision très-bonne.

OEil droit. La conjonctive est guérie ; la pu-pille est toujours étroite mais un peu mobile ; le cristallin est très-visible, bien que moins opaque et moins dense qu'il n'était. La vision, naguères nulle pour cet œil, est assez bien ré-tablie pour que le malade distingue les traits d'une personne, surtout en regardant du côté du petit angle de l'œil, où le cristallin a le moins d'opacité.

Septembre. La vision se conserve bien dans l'œil gauche et s'améliore dans l'œil droit.

De ces exemples, et d'une infinité d'autres en analogie avec eux, on peut donc tirer cette conclusion que la nature rattache de nombreux effets à un fait unique, et que l'art, en l'imitant par l'emploi du feu , peut en quelque sorte devenir son émule.

Ayant acquis , par des faits, la preuve incontestable de l'efficacité de l'emploi du feu , je me hâtai d'adresser, à l'Académie des sciences un mémoire sur *l'Emploi du feu en médecine* et sur les résultats de ce remède , et en même temps sur la pommade ammoniacale, dont je parlerai plus loin. L'Académie nomma , pour lui en faire un rapport, MM. *Portal, Percy* et *Thénard.* M. Percy ne fit son rapport qu'après avoir vu , par lui-même, la preuve des effets annoncés dans mon mémoire , et j'opérai sous ses yeux. Entièrement satisfait , convaincu comme moi-même des heureux résultats de cette médication , il fit à l'Académie le rapport suivant :

RAPPORT

A L'ACADÉMIE DES SCIENCES.

« L'Académie nous a chargés, MM. Portal, Thénard et moi , de lui faire un rapport sur le mémoire lu à sa séance du 2 juin dernier, par M. Gondret, docteur en médecine de la faculté de Paris, et ayant pour titre : *Considérations sur l'emploi du feu en médecine , etc.*

« Quand il s'agit d'examiner une question

qui repose sur des faits, on ne doit pas s'en
rapporter à ceux que l'auteur a avancés ; il faut
les vérifier par d'autres faits, et ne prononcer
qu'après avoir acquis une conviction qui ne se
commande pas , et à l'égard de laquelle on ne
risque jamais rien , en médecine surtout , de se
montrer difficile.

« Ce principe, si nous avions pu l'oublier,
M. Gondret nous l'eût rappelé, quoiqu'il dût
retarder de plusieurs mois le compte que nous
avons à rendre de son travail ; il a été le premier
à provoquer de notre part des expériences ri-
goureuses, certain que le résultat en serait
conforme à ceux dont il a fait la base de son
mémoire.

« Cet écrit présente deux objets : le premier
est la défense et la propagation de l'adustion en
général, et de celle du sommet de la tête en
particulier ; le second est la proposition d'un
topique propre à opérer, ou plutôt à imiter
tous les effets et les degrés de la cautérisation ,
depuis la rubéfaction jusqu'à la brûlure réelle.

« M. Gondret a dit, en faveur de l'application du feu, comme moyen curatif, ce qu'on
ne saurait trop répéter, et ce qu'on a si souvent répété, sans avoir pu encore rendre usuel
ce remède vraiment héroïque. Il lui a été re-

devable des succès les plus inespérés, et chaque jour il en obtient qu'il eût vainement attendus des moyens ordinaires. Un de nous, mettant de côté sa propension personnelle pour cette médecine efficace, et jusqu'au souvenir de l'ouvrage qu'il a publié sur cette matière, a assisté, armé du doute et presque de l'incrédulité, aux opérations de ce médecin, aussi éclairé que courageux, et il a vu, et il a été forcé de voir, qu'en effet c'était le feu et rien que le feu qui avait détruit ou dissipé, en très-grande partie, *ces goutte-sereines, cette épilepsie avec idiotisme, et ces diverses affections chroniques et rebelles, qui, combattues avec énergie par notre jeune praticien, ont enfin cédé à la puissance de son art.*

« Votre commissaire, bien sûr, malgré la terreur de *Pouteau*, malgré la proscription de Haën, malgré les préventions et les plaintes de la plupart des médecins de notre temps, que l'ustion métallique du sommet de la tête, telle qu'il l'a recommandée et enseignée, était exempte de danger, a voulu en ajouter de nouvelles preuves à celles qu'il avait déjà puisées dans sa propre pratique, et M. Gondret ne l'en a pas laissé manquer, *il l'a vu en cinq occasions majeures,* où les médecins, *lassés de la pertinacité de la maladie, s'étaient pour tou-jours éloignés des malades*, appliquer au haut de la tête de ceux-ci le cautère sincipital chauffé jusqu'au blanc, brûler du même coup les téguments et une lame de l'os, et obtenir, soit par l'impression locale du feu, soit par les irradiations ignées qui se font sentir jusque dans les régions et sur les organes éloignés, *les changements les plus étonnants et les plus salutaires* (1).

« Mais, il faut connaître, comme M. Gondret, les instruments et la manière d'en faire usage. Avec les cautères ordinaires, on manque le but, et le moxa, trop lent dans son action,

(1) J'emploie rarement jusqu'à l'os la cautérisation sincipitale avec le cuivre rouge à l'état incandescent; parce que les médecins antagonistes ont fait accroire à beaucoup de malades que ce moyen les rendrait fous ou aveugles. Cependant ils ont proclamé un résultat tout-à-fait inverse de celui que j'ai obtenu dans la manie et l'épilepsie. Il est même des cas de ces terribles lésions où il est impossible de soulager le malade par tout autre secours qu'une cautérisation profonde. Dans leur passion, ces médecins ont oublié deux faits imposants, savoir, que dans beaucoup de manies et d'épilepsies la sensibilité est tellement obtuse que la brûlure est à peine sentie, et qu'une cautérisation bien autrement sérieuse et due seulement à des accidents, a donné l'idée de ce remède dans des cas où aucun autre n'a pu être utile. Plus d'une fois il est arrivé qu'un épileptique, dans une chute, s'étant fortement brûlé la tête, sans même percevoir de douleur, s'est trouvé soulagé en entier, en un mot affranchi de sa maladie.

transmet quelquefois au cerveau un excès de
chaleur dont il peut être offensé. Ceux qui ont
voulu cautériser les os du crâne, préalablement mis à nu par l'incision, ont presque tous
eu à se repentir de n'avoir pas suivi les règles
tracées dans la pyrotechnie chirurgicale, c'est
d'après la lecture attentive de ce livre, tout imparfait qu'il est, que MM. Valentin et Gondret
ont su à quoi s'en tenir sur les malheurs impu-
tés à l'usage du feu qui en était innocent, par
certains médecins dont l'ignorance et la mala-
dresse avaient fait tout le mal.

« Voilà quel est le premier objet de la dissertation de M. Gondret; et, dans cette moitié
de son travail, s'il n'a pas, comme il en convient lui-même, le mérite de l'invention, il a
celui d'avoir usé sagement, heureusement et
hardiment, d'une ressource encore réputée extrême, périlleuse, et peu digne de confiance,
*quoique nulle autre, dans l'art de guérir, ne
compte en sa faveur un aussi grand nombre de
cures prodigieuses et bien avérées.* »

RAPPORT

SUR LA POMMADE AMMONIACALE.

« Dans la partie que nous allons examiner,

M. Gondret a quelques droits de propriété qu'on ne peut méconnaître. Séduit par les bienfaits de la cautérisation, et en même temps trop instruit et trop réservé pour prodiguer celle qu'on nomme actuelle, qui n'est guère plus du goût des malades que de celui de la généralité des médecins, et dont il savait d'ailleurs qu'on n'est pas toujours maître de régler et mesurer l'intensité, il s'est occupé de la recherche d'un médicament qui pût, sans un appareil effrayant, sans aucun risque et sans presque de douleurs, imiter, autant que possible, l'action graduée et successive du calorique plus ou moins développé sur une partie vivante. Ce médicament devait être d'abord irritant, puis rubéfiant, ensuite vésicant, et enfin escarrotique, selon la durée de son séjour dans la partie et d'après les indications qu'on aurait à remplir.

« Cette quadruple faculté s'est rencontrée dans un topique simple, facile à préparer et à manier, et déjà partiellement connu et usité, mais pour un usage différent, c'est une *pommade* composée de graisse de mouton et d'ammoniaque (1), qu'on mêle ensemble à doses

______

(1) M. Percy a oublié d'indiquer la quantité d'huile d'amandes

égales. On fait fondre le suif au bain-marie, dans un flacon à large ouverture, sans le chauffer beaucoup, et on verse peu à peu l'ammoniaque en agitant chaque fois le vase, jusqu'à parfait refroidissement. Il résulte de cette préparation une espèce de savon très-blanc, d'une bonne consistance, et s'étendant avec facilité. M. Gondret remplace quelquefois la graisse de mouton avec du beurre de cacao, et emploie six gros de celui-ci pour une once de l'autre.

« Veut-on échauffer la peau, y produire de l'excitation, afin de rétablir la perspiration, de résoudre quelque engorgement sous-cutané, ou dans toute autre vue? on fait passagèrement de légères frictions avec cette pommade, qui, souvent, outre l'action qu'elle exerce sur la

douces nécessaire pour former un corps homogène et sans grumeaux. La formule que je recommande plus particulièrement est la suivante, parce qu'elle peut servir à la fois d'agent de différentes médications, savoir, friction, vésication, cautérisation, et de plus de celle de collyre, en faisant suivre soudainement cette dernière application de lotions ou de douches d'eau froide.

Prenez : d'axonge. . . . . sept gros.

d'huile d'amandes douces. . . . un gros et demi.

d'ammoniaque liq. à 25°. . . . . 5 à 6 gros.

Présentez l'axonge à un feu doux, dès qu'il est devenu coulant, mêlez avec l'huile dans un flacon à large ouverture, et bouchant à l'émeri ; ajoutez l'ammoniaque liquide ; fermez, agitez, et tenez dans un lieu frais.

peau, va, de proche en proche, réveiller des viscères engourdis et ranimer la vie dans des glandes qui semblent n'y plus participer.

« Se propose-t-on de produire une rubéfaction, à l'instar de celle des synapismes et des épispastiques adoucis, pour ébranler une douleur fixe, coërcer un exanthème fugitif, faire cesser un désordre nerveux? on applique, en lieu opportun, pendant une ou deux minutes, de cette pommade, étendue sur un linge, d'une ou deux lignes d'épaisseur.

« A-t-on besoin, pour un motif quelconque, de l'effet vésicatoire? il suffit de laisser en place le topique de cinq à dix minutes, et alors le médecin, avant de sortir de chez le malade, peut voir le résultat du remède qu'il a fait appliquer en y entrant ; avantage que l'eau ou l'huile bouillante pourrait lui procurer encore plus vite, nous dira-t-on, mais trop brusquement, trop douloureusement et trop irrégulièrement pour qu'on leur doive la préférence.

« Enfin faut-il, sans effaroucher la timidité des malades, ni froisser l'opinion des médecins anti-cautérisateurs, imiter l'action cautérisante du feu qui, dans un si grand nombre de névralgies, est le remède par excellence? on y réussira en prolongeant un peu plus l'application, et on verra quelle escarre elle est en état de produire.

« Ces divers effets sont constants et bien constatés, et leur réalité montre combien un moyen si simple doit être utile dans l'exercice de l'art de guérir.

« Il importe de faire observer que l'absorption n'est d'aucun danger dans l'usage de ce médicament externe, tandis que dans celui des vésicatoires, elle est quelquefois si orageuse, en raison des cantharides qui entrent presque toujours dans leur composition, et qui, portant leur action tantôt sur l'appareil urinaire, tantôt sur d'autres organes également irritables, déjà enflammés, causent les accidents les plus formidables et même la mort.

« Quelle différence d'ailleurs entre la promptitude de l'effet de la pommade ammoniacale et la lenteur de celui des vésicatoires ordinaires? Souvent, comme dans l'invasion du croup, dans une attaque d'apoplexie, au début d'une péritonite, etc., il y va de la vie du malade que le vésicatoire opère presque aussitôt qu'il est prescrit et appliqué; et quel est celui qui, en cinq minutes, aura fait tout ce qu'on attendait de lui, comme en est capable la pommade?

Le liniment volatil de nos pharmacopées, et à
plus forte raison, celui de Pringle, qui y avait
doublé la dose de l'ammoniaque, approche un
peu de la pommade de M. Gondret. Cependant
on ne peut lui comparer ni l'un ni l'autre pour
la sûreté et l'étendue de l'action.

« Le beaume opodeldoch, tel qu'on le pré-
pare en Allemagne, en approche davantage, et
pour la causticité, et pour la propriété vési-
cante, mais il est liquide; on y fait entrer
beaucoup d'ammoniaque tiré du muriate d'ammoniaque, moyennant le sous-carbonate de
potasse; et, en le distillant avec l'alcool le plus
pur, on en fait ce que les étrangers appellent
liqueur vineuse d'ammoniaque; le phosphore
extemporanément délayé ou dissous dans un
corps gras, pourrait aussi entrer en parallèle.
Mais, à quoi bon ces comparaisons? qu'importe
encore que la pommade dont il s'agit soit ou
ne soit pas un savon ammoniacal, si elle est
douée de qualités que personne n'ait encore
fait connaître, et qu'elle procure à la médecine
un moyen de guérir de plus, et aux malades,
un secours aussi prompt qu'efficace?

« Vos commissaires estiment que M. le docteur Gondret, dont ils se plaisent à louer le dé-
sintéressement, la modestie et la loyauté, a

bien mérité de sa profession, de l'humanité et de l'Académie, en communiquant ses utiles et judicieuses réflexions sur l'emploi du feu en médecine, et en appelant l'attention des gens de l'art·sur un agent curatif qui, sans leur manquer précisément, ne leur était ni assez connu, ni assez familier, et dont ils pourront, comme lui, retirer chaque jour de très-grands avantages. »

Signés, PORTAL, THÉNARD,

PERCY, *rapporteur.*

Je ne commenterai point le rapport de M. Percy, il est assez explicatif, et sa décision sur les effets de l'adustion et de la pommade ammoniacale est formelle, il les considère, d'après les expériences dont il a été témoin, comme une médication presque toujours sûre et seule capable d'obtenir les plus grands succès.

Je vais parler maintenant de la pommade ammoniacale et de ses avantages, quoiqu'ils aient été longuement énumérés par le savant rapporteur.

CHAPITRE IV.

DE LA POMMADE AMMONIACALE.

Avantages de la pommade ammoniacale sur les cantharides et autres vésicants. — Ses prompts effets. — Réflexions de l'auteur. —
Inflammations. — Métastase arthritique ou névralgique dissipée
par la pommade. — M. le docteur Renauldin. — Observation. —
Pratique.

Il n'est point d'homme qui ne connaisse les
avantages du calorique, qui n'apprécie son
action bienfaisante, soit qu'il la reçoive immédiatement du soleil, ou qu'elle lui soit artifi-
ciellement communiquée. Cependant, on voit
des malades, qui devraient avoir pleine confiance dans l'application concentrée de ce fluide,
hésiter quelquefois à accepter la proposition
qui leur en est faite ; mais cette hésitation, il
est aisé de s'en convaincre, dépend plus du
défaut d'habitude que d'une timidité réelle ;
en effet les hommes d'aujourd'hui ne sont pas

4

moins courageux que ne l'étaient les Egyptiens,
les Grecs, et même nos pères. Les opérations
chirurgicales, si fréquentes de nos jours, en
fournissent une preuve irrécusable ; mais nous
avons d'autres témoignages à l'appui de ce fait.
Ainsi les malades ne font aucune difficulté de
se soumettre à l'action de remèdes que l'on est
heureusement parvenu à accréditer, bien que
ces remèdes soient des agents très-dangereux,
quand l'application n'en est pas faite avec toute
la sagesse possible et par une main habile. Pre-
nons pour exemple l'émétique, ce sel précieux
que nous devons à la chimie : employé avec
succès dans le vomissement bilieux, il est au
contraire très-nuisible dans le vomissement
de même nature qui dépend de l'inflammation
de l'estomac ou du squirre de cet organe. Cependant le médecin peut l'ordonner sans être
contredit et même bien des malades le prennent sur la simple ordonnance d'un apothicaire,
d'une garde-malade, souvent même de leur
propre mouvement. Il en est de même des vésicatoires, si souvent employés de nos jours ; ils
produisent sans doute une vésication utile ;
mais ils sont accompagnés d'effets plus ou
moins fâcheux, qui souvent font hésiter le médecin dans ses prescriptions ; toutefois il peut

s'en servir avec une grande facilité. Quant an feu, qui n'a d'autre accessoire qu'une douleur vive, mais d'une très-courte durée, qui n'entraîne avec lui aucun inconvénient, lorsqu'il est appliqué avec les connaissances anatomiques, malgré tous ses avantages, il est aussitôt rejeté avec horreur.

Bien que je n'aie qu'à me féliciter de la confiance avec laquelle j'ai souvent été accueilli dans la proposition que j'ai faite de ce remède, j'ai compris qu'il serait de la plus haute importance de trouver un agent qui pût le remplacer, autant que possible, dans beaucoup de cas où la répugnance du malade pourrait s'opposer au vœu du médecin; parcourant, dans ces vues, la matière médicale, les cantharides ont d'abord fixé mon attention ; c'est le moyen que la médecine a en quelque sorte substitué à l'ancien usage du feu ; mais, de bonne heure, j'ai senti que les diverses préparations de ces insectes, loin de servir à mes desseins, devaient être limitées dans un sphère d'application plus étroite que celle qu'on lui donne aujourd'hui. Sous leurs différentes formes pharmaceutiques, elles ont tous les inconvénients que Baglivi a si bien signalés et démontrés par de nombreuses expériences, inconvénients que Stoll a également reconnus et développés dans son traité de matière médicale. D'ailleurs, l'action de ces médicaments est trop lente, surtout dans les affections aiguës, où, la maladie faisant des progrès rapides, on ne saurait trop se hâter d'arrêter sa violence. En second lieu, le trouble que l'absorption des cantharides porte dans la circulation, dans les fonctions des nerfs et spécialement sur les voies urinaires, est un puissant motif d'exclusion dans beaucoup de circonstances.

Passant ensuite à l'examen d'autres substances, je remarquai que l'ammoniaque était employé avec avantage, soit à l'intérieur, soit à l'extérieur. Le degré de perfection auquel la chimie moderne a porté la préparation de cette substance contribua à m'enhardir, et des épreuves toutes favorables me donnèrent une confiance à laquelle je ne m'attendais pas. Le hasard même vint à mon secours. Je fus consulté, il y a environ cinq ans, au troisième dispensaire de la société philantropique, par une malade qui portait depuis plusieurs mois un engorgement douloureux des amygdales. Je lui conseillai de se frotter la région antérieure et supérieure du cou avec un liniment dont les proportions étaient de deux onces d'huile d'a-

mandes douces et de deux gros d'alkali volatil.
La malade oublia mes prescriptions verbales,
ne lut pas celle que j'avais écrite, et avala, par
petites doses, tout le médicament. Elle revint
me dire qu'elle était guérie, mais en se plai-
gnant que mon remède était désagréable à
prendre : j'appelai aussitôt l'attention de M. le
docteur Esparron, médecin ordinaire du même
dispensaire, qui, comme moi, fut étonné et
charmé d'un effet dû à un secours dont ni lui,
ni moi, n'aurions osé conseiller l'usage. Je
mis à profit cet incident et je poursuivis mes
expériences avec toute la réserve imaginable.
Je sentis de plus en plus que j'aurais un remède utile dans beaucoup de maladies, si je
parvenais à donner à l'ammoniaque une combinaison et une forme qui pussent me mettre
à même de tirer le meilleur parti de l'action
caustique et vivifiante de cet alkali, et, après
bien des essais, je parvins à composer différentes formules, qui présentent des avantages
d'autant plus grands, que la modification en
est facile et à la disposition du médecin.

L'huile d'amandes douces forme avec l'hy-
drogène azoté une combinaison trop liquide,
même quand il en est résulté, avec le temps,
une espèce de savon ; on ne peut donc pas l'ap-

pliquer avec facilité sur les différents points de la peau, ou plutôt, l'état liquide de ce liniment fait qu'on n'est pas le maître de borner son action à un point déterminé.

Prenant pour règle de pratique cette sentence d'Hippocrate : de deux douleurs formées simultanément, mais sur des parties différentes, la plus forte obscurcit l'autre :

D'après ce principe, si un organe interne est affecté d'une douleur ayant pour cause une inflammation ou une métastase arthritique ou névralgique, en un instant il sera facile de la diminuer ou de la faire disparaître, en opposant à la douleur régnante une nouvelle douleur. C'est surtout dans le cas où l'importance des fonctions départies aux organes affectés rend la maladie d'autant plus grave, et que le tissu est d'une structure plus délicate, c'est, dis-je, dans ces cas, que le remède ne saurait être administré avec trop de promptitude, ni avoir un effet trop rapide. Ainsi, dans une pneumonie caractérisée par une douleur vive dans un des points ou dans la totalité de la capacité thoracique, par une orthopnée intense avec toux et crachats teints de sang, alors que la circulation est tellement gênée que le pouls est petit, déprimé, et que la saignée est d'une indication peu déterminée ; dans cette occurrence, un vésicant actif, appliqué immédiatement sur le point de la peau correspondant à l'endroit le plus sensiblement douloureux, en déplaçant ou en ôtant sur-le-champ la douleur, débarrasse l'organe affecté et rend ses fonctions plus faciles : c'est ici le cas de citer un exemple.

M. le docteur Renauldin, médecin en chef de l'hospice Beaujon, aujourd'hui président de l'académie de médecine, fut atteint d'un rhumatisme très-aigu des muscles de la partie postérieure du cou. Je le soulageai d'abord par une ventouse scarifiée ; la douleur étant revenue avec une nouvelle intensité, le docteur Renauldin consentit à recourir à l'usage de la pommade ammoniacale, je lui fis une petite plaie sur le siége le plus douloureux ; puis, pendant que les douleurs sévissaient le plus, il demanda que je couvrisse la plaie d'une couche de pommade ammoniacale ; au lieu d'accroître la douleur morbide, cette dernière médication procurait un grand soulagement.

Le docteur Renauldin déclarait, pendant l'action du topique, qu'il n'en éprouvait que du plaisir, en raison de la disparition de la douleur, qui depuis ne s'est point représentée.

Or, avec le liminent que j'ai indiqué, il suffit de quelques minutes pour opérer ce bon effet. La maladie, il est vrai, n'est point toujours entièrement guérie; seulement elle a perdu de sa force, et elle en est d'autant plus facile à traiter; recevant ensuite l'application de l'ensemble des remèdes que comporte sa nature, elle parcourt plus franchement ses périodes et se termine presque toujours heureusement. J'ai même vu des personnes chez lesquelles les symptômes de l'inflammation existant à un assez haut degré, la maladie, attaquée au début par le liniment vésicant, avortait en quelque sorte et semblait se réduire à la seule inflammation artificielle du derme. Souvent, malgré des atteintes antérieures reçues par le poumon, la maladie suit encore une marche bénigne et se termine du sixième au dixième ou onzième jour.

Je puis en dire autant de l'inflammation de beaucoup d'autres tissus; comme les membranes muqueuses, les séreuses, le tissu fibreux, etc. La même application produit les mêmes résultats. On peut faire un usage précieux de ce remède dans les différentes angines, notamment dans le croup.

La rapide action du liniment vésicant a un autre avantage facile à sentir, qui consiste en ce que le médecin , dans la même visite qu'il fait à son malade, peut ordonner l'application du remède et en connaître aussitôt les effets. Les phénomènes qu'il observe éclairent son diagnostic, et lui font connaître avec une grande précision la véritable indication; c'est la marche que je suis constamment, et je ne saurais exprimer combien j'ai sujet de m'applaudir de l'avoir adoptée.

J'ai répété l'usage de ce topique dans les maladies chroniques. Je parviens souvent, par l'emploi rationnel de ce vésicant, à affaiblir ou même à dissiper la plupart de ces affections. J'ai vu plusieurs engorgements douloureux de la matrice qui ont singulièrement diminué, d'autres qui ont guéri sous l'action de ce liniment.

Avant de me servir de ce remède, j'avais employé avec quelque avantage les vésicatoires préparés avec les cantharides; mais quelle différence dans les résultats ! Considérant les maladies aiguës, où l'on ne cherche qu'à déplacer une inflammation développée sur un organe intérieur, avec les cantharides on obtiendra certainement une vésication utile; mais ce bon effet sera presque toujours contrebalancé par un autre plus ou moins funeste, qui est bien reconnu de tous les médecins. Or, quel besoin a-t-on de l'absorption des cantharides et de ses fâcheuses conséquences? Si c'est le ventre qui est le siége de la maladie, quel désordre n'en résultera-t-il pas dans les viscères de cette cavité? n'est-ce pas ajouter une maladie à celle qui existe déjà? et si, antérieurement à l'état actuel du malade, il a déjà existé des affections dans les voies urinaires ou dans l'utérus et ses dépendances, n'est-ce pas exposer le patient à des maux souvent plus cruels que ceux dont il a besoin d'être délivré?

Ces assertions ne sont pas, je crois, sans fondement; ma pratique me les confirme : j'ai vu des malades qui avaient une strangurie ou une irritation abdominale, après un usage inconsidéré de topiques où il entrait des cantharides. Il n'est pas certain, d'ailleurs, que le camphre ait la faculté d'empêcher constamment l'absortion de ces coléoptères. L'action de cette espèce de résine est souvent nulle, ou dépend de la susceptibilité du malade. N'y a-t-il pas des personnes qui ne ressentent que très-difficilement les effets secondaires des cantharides? Ces exceptions dépendent de l'idiosyncrasie et ne doivent pas nous écarter des vues générales.

Je pourrais consigner ici des faits qui offrent

un véritable intérêt, quoiqu'ils n'aient pas l'homme pour objet. J'ai fait appliquer le liniment volatil sur des chevaux qui portaient depuis longtemps, aux articulations, des engorgements désignés, par les hyppiatres, sous les noms de molettes, vesigons, capelets, etc. Et j'en ai obtenu la résolution sans qu'il en soit résulté d'autre inconvénient, dans certains cas, que la chute momentanée du poil.

Le liniment vésicant jouit donc, après le feu, de facultés épispastiques très-variées, utiles dans un grand nombre de maladies, soit aiguës, soit chroniques.

Mis en parallèle avec les cantharides, ce liniment l'emporte sur toutes les préparations de ces insectes, par la promptitude de son action et par l'avantage inappréciable qu'il a sur elles, d'être dégagé de toute absorption fâcheuse.

Enfin, ces divers avantages une fois reconnus, il est vraisemblable qu'on limitera l'emploi des cantharides, réservant leur application aux seuls cas où il est nécessaire d'exciter l'action du système nerveux, l'appareil circulatoire, et d'irriter les voies urinaires. Comme jusqu'ici, je n'ai démontré l'avantage de l'emploi du feu que théoriquement, je crois utile de faire connaître au lecteur ma pratique dans les diverses maladies dont j'ai déjà fait le détail.

A cette époque, je ne me servais comme dérivatifs énergiques que du feu et de la pommade ammoniacale; ce n'est que quelque temps après que ma méthode dérivative a été complétée par la ventouse, et que la shpère de la science médicale s'est élargie pour moi de tous côtés. Dans ces observations, j'ai signalé des maladies qui n'avaient point encore disparu, lors de la publication de mon mémoire; mais plus tard, presque toutes ont cédé à la puissance de ma médication; et si quelques-unes lui ont résisté avec opiniâtreté, du moins puis-je dire que j'ai réussi à modifier pour toujours leur intensité et à leur enlever la gravité qu'elles avaient antérieurement à mon traitement, gravité qui mettait incessamment en danger la vie du malade.

Première observation.

Mlle..., agée de seize ans, douée d'une structure forte, et née de parents sains, présentait tous les signes du tempérament sanguin.

Dès l'âge de trois ans, elle ressentit des mouvements convulsifs dans les muscles du cou,

avec perte de la connaissance pendant une seconde ou deux.

A douze ans, se trouvant un jour à l'église,
d'un temps très-chaud, elle s'évanouit, eut des
mouvements convulsifs et se mordit la langue :
cet accident dura une demi-heure et fut suivi
d'une sorte d'imbécillité. Depuis ce moment les
attaques d'épilepsie se renouvelèrent quinze à
vingt fois par mois ; bientôt l'intelligence s'obscurcit au point qu'elle était incapable, dans ses
moments lucides, de suppléer sa mère dans les
fonctions du ménage et dans son commerce. En
novembre 1815, la malade me présenta l'état
suivant : embonpoint marqué, les formes du
corps sont très-prononcées, le tissu de la peau
est blanc et extrêmement ferme, les cheveux
blonds, le visage coloré d'un rouge vif tirant
sur le violet, les traits sont réguliers et sont accompagnés d'une nuance d'idiotisme. La respiration paraît naturelle ; le pouls est fort, plein
et embarrassé.

La locomotion est souvent gênée, lente, la
démarche chancelante.

La malade est sujette à des fleurs blanches
très-abondantes depuis l'âge de douze ans.

Les règles, arrivées à douze ans et demi,

sont caractérisées par l'évacuation d'une très-petite quantité d'un sang noir, et ne durent qu'un ou deux jours.

L'appareil digestif est intègre et n'offre rien de remarquable.

On a combattu cette maladie, à différentes reprises, par des saignées, même copieuses, par les anti-spasmodiques, mais toujours sans le moindre succès; depuis longtemps on ne faisait plus aucun remède.

Tout contribuait à me démontrer que cette espèce d'épilepsie avait son siége dans le cerveau, elle ne paraissait aucunement liée à un état particulier des fonctions de la respiration, de la circulation, de la digestion et de l'appareil utérin.

Après avoir de nouveau tenté l'emploi des saignées, des anti-spasmodiques et de quelques dérivatifs, et reconnu l'insuffisance de ces moyens, je crus qu'il ne restait de ressource que dans la cautérisation sincipitale.

J'en fis la proposition aux parents et à la jeune fille, les assurant que je fondais de grandes espérances sur cette opération, moins cruelle en réalité qu'en apparence, mais que le pis-aller était d'acquérir la conviction que la maladie était incurable.

La position critique de la malade et l'inquiétude de ses parents étaient telles que l'on ne
tarda pas à accepter le moyen que je proposais.

Le 27 mars 1816, je pratiquai la cautérisation sincipitale, avec l'aide de M. le docteur
Fournier. La malade la supporta sans se plaindre.

La santé fut parfaite jusqu'au dix-huitième
jour (16 avril 1816) qui fut marqué par un
accès d'épilepsie peu intense et d'une courte
durée.

Le 8 mai, exfoliation d'une lame osseuse de
l'épaisseur d'un tiers de ligne.

Le 9 mai, me trouvant alors de trimestre
aux consultations de l'Académie de médecine à
l'Oratoire, j'engageai les parents à présenter
leur fille à la séance qui était présidée par
M. le docteur Bouvier et à laquelle se trouvaient MM. les docteurs Chrétien Lalanne,
Delondre, Lafisse le fils, et moi. Je fis l'histoire de la maladie, je comparai l'état actuel
avec celui qui avait précédé la cautérisation et
il fut décidé, à l'unanimité, qu'il convenait de
procéder à une seconde cautérisation.

Le 10 mai 1816, cautérisation au-dessus de

la bosse occipitale, en présence de M. le docteur Chrétien Lalanne.

9 juillet 1816, léger accès d'épilepsie; point de morsure de la langue.

6 octobre 1816, leger accès d'épilepsie.

Du 27 mars jusqu'à ce jour, il n'y a eu que trois accès d'épilepsie d'une très-courte durée; la maladie abandonnée à elle même en eût produit plus de cent; l'amendement est donc remarquable sous ce rapport, sur tous les autres il n'est pas moins important. L'idiotisme s'est dissipé graduellement; le teint habituellement trop haut en couleur est revenu blanc et rose, la physionomie a pris de l'expression. Le changement dans l'état de la malade fut encore plus marqué : le pouls est devenu souple et conserve de la force sans dureté, ni plénitude: Les fleurs blanches ont disparu complètement depuis la première cautérisation, et les règles ont prolongé leurs cours pendant quatre ou cinq jours au lieu de deux.

La locomotion, engourdie depuis plus de quatre ans, s'est ranimée jusqu'à la vivacité.

Les choses en étaient à ce point lorsque les parents me firent part, pour leur fille, d'un projet de mariage qui me paraissait prématuré, que j'aurais vainement combattu, mais auquel j'ai peut-être trop facilement souscrit dans le premier moment. La jeune fille, que cette idée avait électrisée, me pressait de la cautériser aussi souvent que je le jugerais à propos, pour assurer sa guérison. Je proposai d'ajourner le mariage à un an; mais on pressa les choses : malheureusement ou établit trop tôt des rapports de société avec le prétendu. Je ne tardai pas à m'apercevoir que mes soins étaient devenus inutiles, parce qu'on ne voulait plus continuer le traitement qui seul me paraissait devoir produire une guérison complète. On me proposa de supprimer le cautère occipital.

Le mariage se consomma à la fin d'octobre 1816, sept mois après la première cautérisation.

Je ne doute pas que je n'eusse obtenu une guérison parfaite si j'avais été le maître de continuer le traitement; mais des motifs fondés sur de faux raisonnements me mirent dans le cas de suspendre mes visites.

Au reste les avantages qu'a retirés Mme....., du traitement que je lui ai fait, sont très-beaux, si l'on compare sa position actuelle à son état antérieur.

Les accès d'épilepsie sont rares. L'intelligence est assez développée pour lui permettre d'être à la tête de son ménage et de son commerce.

Mme.... est devenue mère, au bout d'un an, d'un enfant bien portant.

Deuxième observation.

M***, âgé de trente-deux ans, d'une structure svelte, d'un tempérament sanguin, doué d'une imagination ardente, livré à de grandes fatigues de corps et d'esprit, et à un régime essentiellement tonique, éprouva, il y a cinq ans, une péricardite qui mit ses jours dans un danger imminent, et de laquelle je le guéris par l'emploi de saignées réitérées et d'un régime extrêmement tenu.

Constamment soumis, depuis lors, aux moyens hygiéniques, propres à éloigner le retour de cette maladie, il jouissait d'une santé parfaite lorsqu'elle fut troublée, en 1815, par l'impression des événements politiques, et par des inquiétudes sur sa fortune. L'imagination s'exalta au point que M*** perdit le sommeil

et l'appétit. Cet état se compliquait d'une idée
dont le malade ne pouvait se débarrasser, il se
croyait fou ou se persuadait qu'il allait le devenir.

Quelques anti-spasmodiques, des délayants,
deux saignées et des minoratifs ayant été administrés, le malade fut soulagé, se crut guéri,
et retourna à ses occupations ordinaires. Cependant il s'écoula à peine un mois et demi
que M*** revint à ses idées sur la folie : il n'é-
tait point le maître de les chasser.

Reconnaissant l'intégrité habituelle des appareils de la respiration, de la circulation et de
la digestion d'une part, et réfléchissant, d'un
autre côté, sur la nature du tempérament du
malade, sur la vivacité de son imagination,
sur sa grande susceptibilité nerveuse et sur les
causes morales qui l'affectaient, je rapportai sa
maladie à une altération commençante du cerveau. Un dérangement dans la fonction me démontra une lésion dans l'organe. De quelle partie de l'appareil encéphalique dépendait cette
lésion? On regarderait, je pense, comme té-
méraire que j'eusse défini cette question. Quelques données pouvaient me faire présumer que
les vaisseaux sanguins ou le sang devaient être
spécialement affectés ; mais cette opinion n'étant

pas fondée sur des preuves suffisantes, je la rejetai et m'en tins à une considération générale sur l'état morbifique du cerveau.

Je me déterminai, en juillet 1817, à traiter la maladie par une action locale, et j'appliquai le moxa au sinciput. Je recommandai au malade de faire suppurer la plaie pendant trois mois, et l'assurai qu'il serait bientôt guéri. M*** commença à éprouver du mieux au bout de quelques jours, et il ne s'était pas écoulé un mois, qu'il était devenu maître de ses idées. M*** continue à jouir d'une parfaite santé.

Troisième observation.

Madame Gauthereau, âgée de soixante-dix ans, d'une constitution forte, d'un tempérament lymphatico-sanguin, éprouva, en 1815, une attaque d'apoplexie, à la suite de laquelle elle demeura hémyplégique. Peu à peu sa santé s'altéra, les facultés intellectuelles s'obscurcirent au point qu'elle ne reconnaissait que faiblement son mari et ses enfants. La locomotion s'anéantit ; il fallait la faire manger. Cet état était compliqué d'une incontinence parfaite des urines, et des déjections alvines, et malgré tous les soins qui lui étaient prodigués, elle était perpétuellement dans une atmosphère de miasmes.

Il n'y avait point de fièvre, et la respiration ne paraissait pas sensiblement altérée.

Je fis premièrement établir des vésications sur la colonne vertébrale, et sur la région du sacrum, à l'aide de la pommade ammoniacale; ce moyen resserra un peu le ventre et la vessie, mais ne parut pas promettre d'autres résultats. Je ne vis plus de ressource que dans la cautérisation syncipitale, et je pratiquai cette opération avec l'aide de M. Goyon, chirurgien de la malade, en novembre 1816. Madame Gauthereau sentit fort peu la douleur. (Elle n'en conserve aucun souvenir).

Dès le lendemain, les sens et les facultés intellectuelles avaient acquis un peu de lucidité. Je fis entretenir la plaie avec soin, et au bout de deux mois environ, la malade se trouva en bonne santé, à l'hémyplégie près. A présent elle marche dans son appartement, fait quelquefois de l'exercice en plein air, et conduit son ménage.

Quatrième observation.

M***, âgé de quarante-deux ans, d'une constitution forte, d'un tempérament bilieux, passa il y a trente ans à Saint-Domingue, avec un emploi dans l'administration civile. Les désastres de cette colonie changèrent bientôt sa position : obligé de faire la guerre contre les nègres, il tomba en leur pouvoir et fut exposé à toutes les privations et à des dangers de toute espèce. Il échappa comme par miracle au sort le plus funeste, et se réfugia aux Etats-Unis, où il est employé depuis longtemps dans la diplomatie.

Constamment occupé des fonctions de sa place, et s'étant particulièrement livré au travail du cabinet, M*** avait les yeux malades depuis plusieurs années : si alors il eût soigné sa santé, nul doute qu'il ne se fût préservé du malheur qu'il éprouve aujourd'hui. L'œil gauche fut atteint le premier, 1° d'inflammation; 2° de goutte sereine ; 3° de cataracte : la vision était perdue de ce côté depuis deux ans.

L'œil droit continua ses fonctions, mais il s'affecta bientôt de goutte-sereine, la vision s'affaiblit graduellement et se perdit.

État du malade au moment où il se présenta chez moi, dans les premiers jours d'octobre 1817, avec une lettre de mon ami, M. le docteur Lefort, premier médecin du roi à la

Martinique. L'œil droit paraissait sain exté-
rieurement, la pupille avait fort peu de mouvement, le malade apercevait encore sa main
lorsqu'il la plaçait près de l'œil sur une ligne
parallèle à l'angle externe, mais ne distinguait
aucun autre objet.

Cécité complète de l'œil gauche depuis deux
ans ; la conjonctive très-injectée, la cornée
trouble, le crystallin blanc très-opaque, nulle
apparence de mouvements dans l'iris.

La cautérisation sincipitale a été pratiquée
le 22 octobre 1817, avec l'aide de M. le docteur Newbourg.

Je fais entretenir l'ulcère indéfiniment, et
je soutiens l'action de ce remède par quelques
saignées locales, comme celle de l'artère temporale et des scarifications au cou. J'ai soin
également de tenir le ventre libre. Par ces divers moyens, le malade a acquis plus de légè-
reté, a perdu une tendance au sommeil auquel
il se livrait facilement dès qu'il restait en place,
et il jouit d'une santé parfaite. Réunion chez
le malade de M. le docteur Bouvier, médecin
distingué de Paris, de M. le docteur Lefort,
récemment arrivé des États-Unis ; de M. Dumaine, ancien ordonnateur de Saint-Domingue, ami de M.........., qui a toujours cul-

tivé la médecine par goût. Ce dernier, que je n'avais pas l'honneur de connaître, avait beaucoup encouragé le malade à suivre mes conseils, ayant pris, dans les anciens, une haute opinion des effets de l'adustion. Il n'avait pas cessé de le visiter, et il avait remarqué avec intérêt les changements qui s'opéraient dans les yeux de son ami. Voici l'état des choses tel qu'il a été constaté le 29 novembre.

OEil droit. La pupille, dont les mouvements étaient très-lents, se resserre et se dilate davantage ; on croit apercevoir dans le cristallin, vers le grand angle, un petit point blanc ; on soupçonne l'existence d'une cataracte. (29 novembre 1817.)

La vision n'est plus bornée à la sensation d'un corps placé latéralement et en dehors de l'œil ; à trois pieds et plus, de distance, et en droite ligne, le malade distingue les barreaux des vitres, il les indique d'avance et va ensuite y poser la main. Il aperçoit également une serrure et touche les angles qu'il veut.

Quant à l'œil gauche, la conjonctive présente, vers les angles, des vaisseaux injectés d'un sang vermeil, qui traversent l'œil dans son plus grand diamètre. La cornée, auparavant d'un blanc opaque, est parfaitement nette, sauf une demi-ligne de sa circonférence, dont le contour est encore blanc. Le cristallin a perdu beaucoup de son opacité, le blanc mat qu'il offrait s'est changé en gris bleu, dont le plan antérieur semble éclairci. J'ai remarqué à ce sujet (et M. Dumaine ainsi que la domestique du malade ont confirmé mes assertions) que depuis une quinzaine de jours l'aspect du cristallin changeait incessamment : il a été d'abord sillonné par une ligne extrêmement noire; cette ligne s'est élargie le lendemain; le surlendemain elle a paru traversée de haut en bas par d'autres lignes; insensiblement ces lignes noires se sont effacées et nous ont laissé apercevoir une couche plus profonde d'une nuance non plus blanche, mais légèrement bleuâtre. Aujourd'hui, 4 décembre, cette nuance bleuâtre ne paraît plus homogène, elle présente des flocons bleuâtres qui semblent diminuer l'opacité de la lentille.

Tel est l'état actuel des yeux de M***. Le temps seul pourra justifier nos espérances. Cependant, quelque faibles que soient, et pour l'art, et pour la maladie surtout, les résultats obtenus jusqu'à ce jour, il est permis de conjecturer, qu'appliqué dès l'origine du mal, ce remède en eût eu de plus marquants.

Cinquième observation.

Mme Daridan, âgée de quarante-deux ans, d'un tempérament bilioso-nerveux, perdit son mari, il y a quatorze ans, par un accident inopiné ; cet événement lui fut d'autant plus sensible, qu'il régnait entre elle et son mari la plus parfaite harmonie. Elle nourrissait alors une petite fille, âgée de dix à onze mois. Aussitôt elle perdit son lait, et sa santé éprouva dès ce moment des altérations dont les progrès ont toujours été croissants. Voici l'état où nous l'avons trouvée dans les premiers jours d'octobre 1817. Locomotion tellement pénible, que la malade ne sort presque jamais de sa chambre, elle reste au lit dix-huit à vingt heures sur vingt-quatre. Douleurs habituelles dans les reins, les hypocondres et l'hypogastre. Constipation opiniâtre, accompagnée de déjections alvines rares et d'une incontinence d'urine perpétuelle. L'estomac fait bien ses fonctions.

Suppression des règles, depuis quatorze ans.

Surdité complète du côté droit.

Audition très-obtuse de l'oreille gauche.

Abolition complète de la vision, depuis plusieurs années ; nuls mouvements dans l'iris, les yeux grands, proéminents, l'œil gauche affecté de strabisme.

La circulation et la respiration n'offrent rien de remarquable.

La peau est terne, inanimée, et assez jaune, sans présenter aucune nuance d'ictère.

Les parents et plusieurs amis de la malade m'ont assuré que ses traits étaient devenus méconnaissables. En la voyant, je n'aurais jamais pu croire à leur assertion sur sa beauté, qui a dégénéré jusqu'à la laideur. Il résulte donc de leur déclaration, que les principaux traits de sa face auraient acquis de plus grandes dimensions dans tous les sens. L'angle facial est considérable; les deux branches de la mâchoire sont fort allongées; la bouche grande, les dents écartées et assez usées. Le corps paraît fourni d'une graisse assez abondante, sans obésité.

Tel était l'état de Mme Daridan, lorsque je la visitai sur la prière de M. Lettu, son allié et mon ami.

Je n'eus qu'une idée sur cette malade; je rapportai toutes les lésions à un affaiblissement ou à une espèce d'engourdissement du principe vital, et d'après l'expérience que j'avais sur la cautérisatiou sincipitale, je proposai l'emploi de ce moyen, me réservant d'aider son action par des épispastiques variés et par des dérivatifs dirigés sur le canal intestinal. Après avoir obtenu le consentement de la malade, je la cautérisai suivant le procédé de M. le baron Percy, avec l'aide du docteur Newbourg.

(18 octobre 1817). L'épaisseur et la laxité des parties molles du crâne étaient telles que l'opération dura dix-huit ou vingt secondes, c'est-à-dire le double du temps qu'elle devait comporter.

Aussitôt après l'action du cautère, la malade éprouva de vives douleurs dans les yeux. M. Newbourg et moi n'aperçûmes aucun mouvement dans l'iris.

La malade voit le jour pour la première fois depuis deux ans. Je remarque un peu de mouvement dans l'iris de l'œil droit ; l'œil gauche est toujours affecté de strabisme et n'offre aucune sensibilité dans l'iris.

(23 octobre, 6ᵉ jour de l'opération.) Application d'une légère couche de la pommade ammoniacale sur la narine gauche, vésication au bout de cinq minutes.

(Le 24 septembre). L'œil gauche n'est plus affecté de strabisme ; on aperçoit un léger mouvement dans l'iris ; mais le resserrement est moins marqué que du côté droit.

Des vomitifs, des purgatifs, des lavements et des demi-bains sont administrés toutes les semaines ; ils sont suivis d'une amélioration dans l'état du ventre ; la constipation diminue, l'incontinence d'urine est suspendue pendant plusieurs jours et ne reparaît que rarement. Le liniment volatil a également été appliqué sur les côtés de la face, sur la région du sacrum et sur l'hypogastre. Les facultés locomotrices se raniment ; la malade sort tous les jours par mon ordre et elle sent le bien-être d'une meilleure santé.

L'ulcère sincipital est entretenu par des pansements faits régulièrement, matin et soir, avec un cinquième de pommade ammoniacale et d'onguent stirax ou de beurre.

(Décembre 1817). Depuis quelques jours, Mme Daridan aperçoit la lumière d'une lampe. Elle ne distingue pas encore les objets ; ses yeux acquièrent graduellement plus de sensibilité.

Le sens de l'ouïe s'est un peu amélioré ; il s'est réveillé, quoique faiblement, du côté droit.

Je me propose de continuer indéfiniment le

même traitement jusquà ce que le temps et les résultats m'aient démontré où il faut m'arrêter, dans l'intérêt de la malade.

Ces changements, opérés en aussi peu de temps, dans la santé de Mme Daridan, et qui ont élevé sa vie presque végétative à la vie naturelle de son sexe, font espérer qu'avec de la persévérance, la médecine lui rendra le complément de ses relations avec sa famille et la société.

Sixième observation.

Mlle N..., âgée de 23 ans, d'un tempérament nerveux, était atteinte depuis l'âge de 7 ans de dartres vives et de fleurs blanches, âcres et abondantes ; cet état se compliquait, depuis deux ans, d'une épilepsie dont les accès se répétaient plusieurs fois par semaine et particulièrement à l'époque des règles.

Un de ses parents la fit venir de la province qu'elle habite toute l'année, et la confia à mes soins. Je m'occupai d'abord des anciennes infirmités ; les fleurs blanches diminuèrent, les cuissons qu'elles occasionnaient habituellement disparurent, et les dartres guérirent dans l'espace de six semaines.

Dans la vue de détruire l'épilepsie, je pratiquai la cautérisation sincipitale, le 10 novembre 1817, aidé de M. le docteur Newbourg et en présence de M. le baron Yvan, chirurgien en chef des invalides, et de M. le docteur Ribes, chirurgien distingué de Paris.

Mlle N... eut un accès le même jour, après la brûlure.

(15 novembre), court accès.

(20 décembre), très-léger accès d'épilepsie. Les règles ont eu un cours régulier, et, contre l'ordinaire, sans accidents nerveux.

(1er janvier 1817). La malade est retournée dans sa province ; elle m'a écrit qu'elle avait supporté le voyage sans aucun inconvénient, et qu'elle se portait de mieux en mieux.

Tout, en elle, semble indiquer une guérison prochaine et complète.

Septième observation.

M. Lucot, banquier à Paris, au Marais, âgé de quarante-sept ans, était affecté d'une goutte sciatique depuis dix ans.

Tout faisait présumer que cette maladie était héréditaire, puisque son père l'avait éprouvée dans ses dernières années, et que

M. Lucot a un frère et une sœur qui en ont été attaqués.

Cette douleur survint pendant qu'il montait rapidement un escalier. Elle se fit sentir si violemment dans la fesse droite, que M. L... fut obligé de s'arrêter tout-à-fait. Cette première invasion de la sciatique dura quatre mois entiers. Un large vésicatoire fut appliqué sur la fesse, et les douleurs disparurent. On le supprima au bout de quelque temps et, les douleurs s'étant reproduites, on eut recours à un exutoire qui les dissipa de nouveau.

Cette névralgie se renouvela presque tous les ans, et elle tourmentait cruellement le malade depuis les premiers jours d'avril 1816, lorsqu'il me consulta, le 2 août suivant. La douleur s'étendait depuis l'échancrure sciatique jusqu'à la partie dorsale et externe du pied. Elle durait particulièrement depuis neuf heures du soir, jusqu'à trois ou quatre heures du matin. Cet état était si pénible, que le malade me déclara qu'il consentirait à se faire amputer la jambe, si cette opération pouvait le débarrasser de ses souffrances. Ce parti, conseillé par le désespoir, ne me laissa pas hésiter sur la proposition d'une cautérisation transcurrente qui, après tous les traitements rationnels auxquels le malade avait été soumis infructueusement, me paraissait être l'unique et dernier moyen à tenter.

M. Lucot accepta ma proposition pour le lendemain.

(Le 2 août 1816). Je mis huit ou dix secondes à faire avec le cautère cultellaire de légères applications, à la région du sacrum, à l'échancrure sciatique, derrière la tête du péroné et à la face dorsale du pied.

Cinq ou six jours s'écoulèrent à peine, que le malade sentit une diminution très-grande dans son mal, et qu'il recouvra le sommeil.

Au bout de dix jours, il n'éprouva plus que les sensations peu pénibles des plaies que je faisais entretenir. Je ne lui permis toutefois de se lever que six semaines après la brûlure ; et il le fit sans claudication et sans ressentir aucune douleur.

M. Lucot ayant, le 10 mai 1817, éprouvé dans la fesse gauche une légère irritation, eut quelques craintes du retour de sa maladie. Je me contentai de faire appliquer un vésicant sur le point sensible, et, au bout de huit jours, la sensation se dissipa avec l'inquiétude qu'elle avait fait naître. 1837 ; M. Lucot n'a pas éprouvé de récidive de sa maladie.

C

Si après la lecture de ces observations, quelques doutes restent dans l'esprit du praticien, ils s'évanouiront devant les faits détaillés à la suite du chapitre sur la ventouse et devant ceux où j'ai mis en œuvre tous les agents de ma méthode dérivative.

CHAPITRE V.

DE LA VENTOUSE.

Les deux mouvements principaux qui dominent l'organisation de l'homme. — La gravité. — Cause de notre position horizontale pendant une partie de la période diurne. — Cas où l'action de la gravité est sensible. — Causes de l'ascension des liquides dans le corps humain. — De l'air atmosphérique. — Dissertation. — Explication du phénomène par lequel l'enfant est soumis à la pression de l'atmosphère. — Opinion d'Hippocrate. — Citation à l'appui de la discussion. — Diverses circonstances où la vie est compromise, et où l'homme peut être rappelé à la santé. — Danger des saignées et des sangsues pour la pléthore au cerveau, au poumon et au cœur. — Efficacité de la ventouse dans les mêmes cas. — Usage de la ventouse. — Son origine. — Opinion d'Hippocrate, de Celse et de Prosper Alpin. — Diverses maladies pour lesquelles l'emploi de la ventouse est utile. — Citation de preuves. L'auteur présente un mémoire à l'Académie des sciences. — Celle-ci nomme MM. Deschamps, Portal et Hallé, pour en faire l'examen. — Rapport entier de M. Hallé. — Observations de l'auteur sur ce rapport.

Deux mouvements principaux, émanant des lois organiques du globe, dominent toute l'organisation humaine; l'un centripète, qui nourrit

et soutient le corps pendant la vie au moyen
de l'air et des aliments, l'autre centrifuge, en
vertu duquel sont séparées du corps les substances qui ne peuvent servir à l'assimilation,
savoir : l'acide carbonique, les vapeurs, les
urines et les fèces. Ces deux mouvements sont
dans la dépendance de plusieurs causes sur lesquelles nous allons présenter quelques considérations.

La gravité est la première cause de ces mouvements. Cette force imprime à notre corps,
comme à tous ceux qui font partie du globe,
une tendance manifeste et constante vers le
centre de la terre. C'est la gravité qui nous met
dans la nécessité de donner à notre corps la position horizontale pendant une partie de la période diurne. Beaucoup d'altérations des tissus
et des fonctions ont pour cause la trop longue
durée de la veille, surtout lorsqu'elle a lieu
dans une atmosphère où sont accumulés la chaleur, la lumière et les miasmes. Il est facile de
reconnaître que le genre de vie d'un grand
nombre d'individus est contraire à leur santé.
En effet, étant organisés pour vivre sur une
planète qui a 24 heures de période diurne, ils
veillent autant que si cette période avait
36 heures de durée.

L'action de la gravité est sensible :

1° Dans le gonflement des membres inférieurs, toutes les fois que la station verticale
est prolongée au-delà d'une certaine limite;

2° Dans la tendance des urines et des fèces à
s'échapper de leurs réservoirs;

3° Dans les pertes, les hémorroïdes, dans les
dépôts et dans l'hydropisie;

4° Les plaies des jambes ne peuvent guérir
que dans la position horizontale; celles de la
tête, au contraire, se guérissent avec une
extrême facilité.

Si la gravité tend à donner aux liquides du
corps une direction inclinée vers le centre de
la terre, quelle cause fait remonter certains
liquides, le sang, le chyle, la lymphe dans
une direction opposée?

J'attribue l'ascension des liquides dans leurs
vaisseaux respectifs :

1° A l'inspiration de l'air dans les bronches,
qui détermine la dilatation des aréoles pulmonaires, et nécessairement l'aspiration du sang
veineux du cœur droit et par conséquent l'aspiration successive de tout le sang veineux;

2° A la compression qu'exerce sur tous les
points de périphérie du corps la pression atmosphérique.

En effet, la position horizontale contribue à l'ascension des liquides, puisqu'elle est indispensable pendant une partie de la période diurne. La fatigue et la veille prolongées troublent la circulation jusqu'à ce que l'équilibre soit rétabli par le changement d'attitude. Il suffit de baisser la tête pour éprouver des étourdissements, et il n'y a point de force capable d'annuler les fâcheux effets d'une position verticale renversée. Il suffirait de quelques instants de cette attitude pour produire une hémorrhagie ou une compression cérébrales funestes, et même on voit l'action du soleil ou l'irradiation d'un foyer de calorique sur la tête, produire sur le cerveau des effets identiques à ceux de la situation verticale renversée. De semblables effets sont encore dus à l'habitude qu'ont les blanchisseuses de présenter près de leur visage le fer chaud avec lequel elles repassent, pour s'assurer du degré de chaleur dont il est pénétré, et à l'emploi réitéré des sangsues à la tête.

L'air atmosphérique est encore une cause dont l'action complexe est absolument nécessaire à la vie sous plusieurs rapports ; l'homme est soumis à son action comme à celle du calorique et de la lumière ; il doit la recevoir dans

des proportions qu'il ne saurait changer impu-
nément.

Que l'on admette, pour un moment, des
changements très-marqués dans les propriétés
physiques et chimiques de l'air, la vie cessera
aussitôt; il suffit même des variations habituelles
de ce fluide, dans un grand nombre de circonstances idiopathiques, pour déranger l'équilibre
nécessaire entre toutes les parties de notre
corps.

Hippocrate pensait que la santé et les maladies avaient dans l'air leur cause première ;
cette vérité a reçu de nos jours une démonstration incontestable.

J'ai fixé mon attention sur une seule des propriétés physiques de l'air, afin de mieux saisir
les rapports avec notre organisation, et d'en
faire ressortir des considérations sur la physiologie et la médecine pratique.

Hippocrate avait réellement une idée de cette
qualité de l'air, ainsi qu'il est permis d'en juger
par ce passage de son traité du gaz :

Μετα τοῦτο τοίνυν, ευθέως ῥητέον, ὅτι οὐκ ἀλλό-
θεν ποθὲν εἰκός ἐστι γίνεται τὰς ἀῤῥωςίας μάλιστα η
ενθευθεν, ὅταν τουτο ἢ πλέον, ἢ ἔλασσον, ἢ καὶ αθροώ-
τερον, καὶ μεμιησμένον νοσεροισι μιασμασιν, ἐς το
σῶμα ἐσὲλθη ; que Foesius a traduit ainsi : *huic*

quoque orationi subjiciendum morbos unquam vix aliunde quam aere oriri posse, cùm is copiosior, aut parcior, aut plenior et morbidis inqui namentis infectus in corpus subierit.

Il est évident que ce savant traducteur n'a pas rendu fidèlement l'expression αθρωτερον par le mot *plenior*. Dans son *œconomia Hippocratis*, il traduit αθροου par *confectum, coacervatum, densum*, ce qui prouve qu'il a été induit en erreur par les fausses notions qu'on avait sur la physique au 16.ᵉ siècle. Pour rendre exactement le texte de l'auteur grec, il faut traduire par *densior* et non par *plenior* le mot αθρωτερον.

Il était réservé aux modernes de découvrir et d'expliquer le phénomène de la pesanteur atmosphérique.

Du sol au niveau de la mer, on estime que l'air s'élève jusqu'à une hauteur présumée de dix-huit à vingt lieues.

Le poids total des couches de ce fluide soutient à Paris (dix-huit toises au-dessus du niveau de la mer), le mercure dans le baromètre à la hauteur variable de vingt-huit pouces.

Partant de cette base incontestable, la masse que supporte un homme de taille ordinaire, pèse trente-trois mille six cent quatre livres.

La hauteur de la colonne d'air varie suivant que l'homme est plus ou moins élevé au-dessus du niveau de la mer ; au Mont-Blanc, au Chimboraço, le baromètre ne marque pas plus de dix à douze pouces.

Les différentes pressions influent sur l'état de l'homme ; personne n'ignore l'effet qu'éprouvent les voyageurs que leur curiosité ou l'amour de la science portent à gravir les hautes montagnes jusqu'à la cime ; malaise général, vertiges, fatigue extrême au moindre mouvement, nausées, hémorragies, respiration pressée, haletante, pulsations de l'artère radiale accélérées, et portées de soixante-douze à cent, ou de soixante à cent douze, suivant les individus, penchant au sommeil, exaltation des facultés de l'intelligence.

Les voyageurs qui s'élèvent dans les régions de l'atmosphère, au moyen des aérostats, éprouvent aussi ces effets, mais avec moins d'intensité. Toute imparfaite qu'est la physiologie, elle peut donner sur ces faits une explication, sinon complète, du moins satisfaisante.

La diminution du poids de la colonne d'air et l'élasticité de nos organes expliquent dans ce cas la turgescence du corps, la dilatation des vaisseaux, des fluides, et par conséquent des hémorragies.

Les poumons, habitués à dix-huit ou vingt inspirations et expirations régulières dans l'espace d'une minute, obligés tout-à-coup, pour absorber une même quantité d'air, à des mouvements multipliés, sont extraordinairement pressés dans leur exercice.

Le cœur se ressent immédiatement de la précipitation des actes du poumon ; de là naissent les pulsations accélérées, les lipothymies.

Les deux mouvements que le cœur et le poumon impriment au cerveau étant aussi accélérés, on conçoit les changements qui s'opèrent dans cet organe, et par conséquent dans ses fonctions ; c'est à ces altérations qu'on peut rapporter les vertiges, les étourdissements, les syncopes, tous les désordres qui en sont la suite.

Les différences qui se remarquent chez les divers individus, dans l'intensité des symptômes, dépendent de l'idiosyncrasie.

Il est donc démontré que la *pression atmosphérique est une loi essentielle à l'entretien de la vie de l'homme*. Il est soumis à cette loi depuis le moment de la naissance jusqu'à la cessation du mouvement vital ; tout en lui s'en ressent, le moral, le physique, les organes, les liquides et les fluides.

Ainsi, voyez l'enfant ; sans la pression atmosphérique, il ne pourrait faire le vide dans sa bouche, pour attirer le lait du sein de sa mère ; on connaît ce mécanisme.

La pression s'exerçant simultanément sur toute la périphérie dés corps de la mère et de l'enfant, au moment où celui-ci applique ses lèvres sur le mammelon, et qu'il augmente le volume du poumon par l'action musculaire des parois thorachiques, cette pression tend à produire un vide, et c'est de cette opération complexe que résulte l'écoulement du lait dans la bouche de l'enfant. Une fois attiré dans cette cavité, le lait est transmis, suivant la loi de gravité, dans le pharynx, dans l'œsophage et dans les autres parties de l'appareil digestif. Pendant son cours, ce liquide reçoit plusieurs actions des différents organes cylindriques dans lesquels il pénètre, et y subit des opérations chimiques diverses.

En même temps que l'enfant est soumis à la pression de l'atmosphère, il se présente un phénomène sans lequel la vie ne peut s'exercer. Le premier besoin qu'il éprouve, besoin qui précède la succion du lait, et qui, s'il n'était pas satisfait, ne permettrait point à celle-ci de s'opérer, c'est l'inspiration de l'air dans les bronches. En effet, à l'instant où il entre en contact avec l'air atmosphérique, il se passe un mouvement complexe dans le poumon. D'une part, l'air est attiré dans les cellules bronchiques qui se développent pour le recevoir, et, en même temps et en vertu de la même impulsion, le sang veineux, qui est transmis par les veines caves dans le cœur droit, est aspiré dans les aréoles du poumon, d'autre part. Soudain il se fait dans les bronches, à leur point de con-tact avec les aréoles pulmonaires, une opération chimique qui n'a été connue que de nos jours, et qui consiste dans la combinaison du carbone du sang avec l'oxigène de l'air, et dans la for-mation de l'acide carbonique ; c'est ainsi que, simultanément avec l'action du cœur, tout le sang veineux et les autres liquides qui s'abou-chent avec lui sont attirés successivement dans les cellules pulmonaires, par l'inspiration de l'air dans les bronches. Aussi la vie est com-promise et s'arrête lorsqu'il y a blessure ou altération des réservoirs principaux de la circulation veineuse, des veines caves, du cœur droit et de l'artère pulmonaire. Il est donc bien démontré que le cœur entre dans la dé-pendance du poumon par l'aspiration que ce dernier organe exerce sur l'air, car, sans l'ins-piration de l'air dans les bronches, il n'y aurait pas d'aspiration du sang veineux du cœur droit, et ce sang coutinuerait, comme chez le fœtus, à passer directement du cœur droit dans la gauche. Ainsi la respiration et la circulation dépendent incontestablement des lois physiques, pendant tout le cours de la vie. Donc ces lois et les sciences qui en sont l'objet ne sont point accessoires, mais essentielles à la connaissance et à l'étude de l'organisation humaine.

A l'inspiration succède l'expiration, par laquelle sont éliminées du poumon : 1° une portion de l'air qui ne s'est pas combiné avec le carbone du sang ; 2° une portion d'acide carbonique ; 3° des vapeurs. En même temps, le sang qui s'est combiné avec l'oxigène de l'air est porté par des vaisseaux dits improprement veines pulmonaires dans le cœur gauche qui le transmet à tous les organes. Or, la capacité du poumon étant beaucoup plus considérable que celle du cœur, celui-ci, pour fournir au poumon la quantité de sang nécessaire à l'oxigénation, est obligé à des mouvements plus nombreux que ceux du poumon, dans le même espace de temps, et ces mouvements sont en général dans la proportion de trois à un. Ces mouvements sont modifiés dans la marche, dans la course et dans les maladies. Ils sont plus ou moins accélérés lorsque l'homme qui habite le sol au niveau de la mer se place accidentellement sur les hautes montagnes. L'air y étant beaucoup plus rare qu'à la surface du sol qui est près du niveau de la mer, il est nécessaire, pour aspirer la quantité d'air indispensable à l'oxigénation du sang, que le poumon répète ses mouvements d'aspiration plus fréquemment que dans le séjour habituel du voyageur. Les mouvements du cœur sont également accélérés dans ce cas, pour correspondre à ceux du poumon.

L'inspiration est tellement indispensable à la vie, que si l'homme est fortuitement placé dans un milieu plus dense que l'air, comme lorsqu'il est immergé dans l'eau, ce liquide est aspiré dans le larynx, la trachée-artère et les bronches.

Dans cette circonstance, la vie est suspendue d'abord par la cessation de la double action simultanée du poumon et du cœur ; ensuite par l'abolition de l'innervation. (Voyez les expériences du docteur Barry, sur l'absorption externe.) Si au contraire l'homme respire un air beaucoup moins dense que celui dans lequel la nature et ses habitudes l'ont placé, il n'éprouvera, s'il est doué d'une bonne constitution, que des altérations très-légères dans sa santé, de la part des variations qui auront lieu dans la pesanteur de ce fluide.

Mais en sera-t-il de même s'il est malade ? Que par suite de l'action d'une cause générale, comme l'impression d'un air froid sur un homme qui a très-chaud, et dont le corps est couvert de sueur, un organe important, tel que le poumon ou le cœur devienne le siége d'un état de pléthore, de fluxion ou d'inflammation, l'affection dont cet organe est atteint rend la réaction, contre le poids de l'air, pénible de sa part et peut-être impossible. On ne peut douter que la maladie n'imprime des changements aux facultés vitales et physiques, comme à l'état de l'organe : ainsi la sensibilité, l'élasticité, sont autres dans le tissu enflammé et dans celui qui est sain : à ce changement dans les forces correspond un changement dans la circulation, dans les fluides, et par conséquent dans la fonction départie à l'organe. Or, il paraît impossible que l'augmentation et la diminution du poids de l'air n'aient pas une action plus ou moins fâcheuse sur un organe ainsi affecté.

Il est des faits qui nous semblent propres à appuyer cette assertion.

M. Duhamel remarque, « qu'au mois de
« décembre 1747, les morts subites furent
« fréquentes à Pluviers en Gâtinois, et il ob-
« serve que, dans ce même mois, en moins
« de deux jours, le baromètre baissa d'un
« pouce quatre lignes; c'est-à-dire, que de
« vingt-huit pouces il descendit à vingt-six
« pouces huit lignes, ce qui était certainement
« capable de produire de grands effets dans
« les corps vivants, puisque la variation d'un
« pouce de mercure dans le baromètre fait
« une différence d'environ mille livres dans la
« pesanteur de l'air. » (Extrait du tome Ier.
Encyclopédie méthod. Le R. P. Cotte.)

« A la cime des Vosges, les plaies et les
« ulcères saignent facilement, et la formation
« du caillot dans les hémorragies est difficile
« à se faire; les ophtalmies y sont rebelles,
« les esquinancies catarrhales très – commu-
« nes et longues à guérir; les hernies faciles
« à s'étrangler, et les métastases fréquentes;
« enfin les femmes grosses y éprouvent des
« étouffements, et sont sujettes aux pertes et
« aux fausses couches. Souvent nous nous som-
« mes vus obligés de faire descendre les ma-
« lades au bas des montagnes, chez leurs pa-
« rents ou amis, afin de leur faire respirer un

« air moins tenu, ce qui leur a été profitable. »
(Saucerotte, *Mélanges de chirurgie.*) Dans
un voyage qu'il a fait aux Alpes, M. Hippo-
lite Cloquet a fait des observations identiques
de celles de Saucerotte.

M. Dolomieu, ayant une santé faible et surtout la poitrine délicate, lorsqu'il s'éleva, en
marchant, jusqu'au pic du midi (1500 t.),
éprouva bientôt une grande faiblesse, une oppression considérable et un crachement de sang
qui le mirent dans un véritable danger, jusqu'à ce qu'on l'eût descendu. Cependant des
voyageurs mieux constitués, tels que MM. de
Humbolt, de Saussure, et d'autres, purent arriver à une plus grande hauteur atmosphérique,
sans ressentir des incommodités aussi pénibles.
Ce différences ne tiennent-elles pas à l'état des
organes qui rend l'homme plus ou moins apte à
supporter la pression atmosphérique?

Ces effets se rapportent à la rareté de l'air;
il en est d'autres qui dépendent de l'augmentation de sa densité.

« En 1768 et en 1770 (dit M. le professeur
« Tourtelle), le mercure se soutint longtemps
« à une grande hauteur, et il régna des pneu-
« monies épidémiques et meurtrières, dont les
« crises se faisaient difficilement, et plutôt par

« les selles et par les sueurs que par les cra-
« chats. » (*Traité d'hygiène.*)

Cette dépendance des phénomènes mécanico-
chimiques de l'atmosphère qui est imposée au
poumon et au cœur, s'étend donc jusqu'au cerveau et imprime à cet organe deux mouvements visibles, en rapport, l'un avec ceux
du poumon, l'autre avec ceux du cœur.
D'ailleurs le cerveau n'est apte à exercer
ses fonctions qu'au moyen du sang oxigéné. Il
y a longtemps qu'on a constaté la solidarité
intime de ces trois viscères, le poumon, le
cœur et le cerveau. Point de lésion de l'un de
ces organes qui ne modifie notablement l'état
des deux autres ; et c'est là le cas de faire une
remarque importante, relativement à cette cause
que l'on est convenu d'appeler force vitale, et
à laquelle on rapporte la sensibilité et l'irritabilité ou contractilité. Cette prétendue force suit
constamment l'état des organes ; déprimée
comme les tissus dans les maladies, elle reparaît lorsqu'ils sont revenus libres de lésion.
Ainsi, la sensibilité et l'irritabilité qui sont
anéanties dans l'asphyxie, dans l'apoplexie,
redeviennent perceptibles lorsque les saignées et
les autres médications ont rétabli l'intégrité
des organes. On ne peut donc considérer la

force vitale comme une puissance autocratique
ni médicatrice, puisqu'elle ne fournit qu'une
expression incomplète et intermittente de l'état
des organes et des fonctions, et qu'elle est soumise, comme le tissu et les molécules fluides
et liquides du corps, à l'action de toutes les
causes physiques ou morales qui peuvent les
affecter.

En même temps que l'air atmosphérique
préside à la respiration, à la circulation, à
l'innervation, et par conséquent à toutes les
fonctions, la pression atmosphérique exerce
sur toute la périphérie de notre corps une compression réelle que nous percevons dans plusieurs circonstances. Tandis que la gravité tend
à diriger les corps vers le centre de la terre,
la pression de l'air atmosphérique les com-
prime dans tous les sens. Or, si c'est par l'influence de la gravité que se font les pertes,
c'est à une modification opérée par la pression
atmosphérique qu'est due la suspension de cet
accident morbide.

Dans l'état de santé, surtout après le repos,
nous n'avons ni la conscience du poids de notre
corps, ni de celui de l'atmosphère, parce que
les liquides et les gaz dont nos organes sont
pénétrés font équilibre à l'atmosphère : mais

cet état n'a complètement lieu que pendant une partie de la période diurne. Il n'en est plus ainsi lorsque le corps est fatigué ou lorsque la santé est altérée. Dans cette dernière circons-tance, et suivant la région affectée, le poids de notre corps et par conséquent celui de l'atmosphère deviennent extrêmement sensibles. Ainsi, dans la pléthore ou l'inflammation cé-rébrale, il existe souvent à la tête une sensation de poids si forte que le malade ne peut absolument soulever cette région, il est on ne peut plus vraisemblable qu'un organe, siége d'un engorgement sanguin, ne peut faire équi-libre à la pression de l'atmosphère sans être en souffrance.

La compression que l'atmosphère exerce sur le corps humain est parfaitement démontrée par la ventouse. Si on fait le vide sur un point de la peau par un procédé quelconque, celle-ci se dilate, se tuméfie, rougit, s'engorge de li-quides sanguins et blancs, et est le siége d'une sensation remarquable de pesanteur. Par l'effet de la ventouse, tous les ordres de capillaires cutanés et subjacents se remplissent de liqui-des, et il en résulte nécessairement une con-traction dans les vaisseaux plus profonds qui ne sont pas sous l'influence immédiate de la

ventouse; Cette opération modifie donc la circulation suivant les dimensions de l'instrument
à l'aide duquel se fait le vide, suivant la durée
de cette application, et l'étendue de la région
sur laquelle on l'applique. Mais cette modification de la circulation par la ventouse n'est
que partielle et accidentelle, tandis que la pression atmosphérique a une action permanente
et générale.

Or, cette pression étant selon nous une cause
principale de la respiration et de la circulation,
et la ventouse étant, selon notre expérience, un
moyen de modifier cette pression sur les différents points de la périphérie, il est absolument
vrai que la ventouse a jusqu'à un certain degré
la propriété de changer la circulation tant capillaire que générale.

L'usage de la ventouse remonte à la plus
haute antiquité. On sentit de bonne heure l'u-
tilité de ce remède; mais par le défaut de connaissance en physique, on ignorait, et sa manière d'agir, et toute l'étendue de ses effets.

Je me déterminai à l'employer, après avoir
lu et médité Hippocrate, Celse, et surtout Prosper Alpin *(de medicinâ Ægyptiorum)*, et je
fus satisfait de mes premiers essais; bientôt
des succès plus décisifs couronnèrent mes nou-

velles tentatives. En effet, sur quelque organe
ou région que fût appliquée la ventouse, dans
un grand nombre de maladies graves, j'obtins
des résultats que nul autre moyen ne m'avait
encore procurés. Ces avantages me firent sentir
le rapport de ce remède avec la pression atmosphérique dont je viens de parler, cette loi de
la nature à laquelle tous les corps obéissent.

J'ai recueilli comme on l'a vu les faits concernant les différentes actions de la pression de
l'air sur le corps humain, à des hauteurs variées de l'atmosphère, en m'attachant exclusivement à ceux qui sont présentés par des savants
dignes de confiance ; ces faits m'ont conduit à
des inductions qui pourront éclairer sur la connaissance des causes qui entretiennent la vie de
l'homme ou altèrent sa santé, suivant les circonstances dans lesquelles il se trouve placé.

L'usage de la ventouse est utile dans plusieurs
affections chroniques ; et je le considère comme
le meilleur remède à opposer aux anévrismes
du cœur et des gros vaisseaux. Elle a concouru
avec des épispastiques plus fixes, tels que la
moutarde, la pommade ammoniacale, et avec les
remèdes internes, à dissiper des phthysies qui
n'étaient point arrivées à ce point de désorga-
nisation, que l'on reconnait généralement

comme incurable. Dans certains cas extrêmes
de la même maladie, il a fait disparaître les
douleurs de poitrine, d'estomac, les nausées,
les vomissements, et a rendu moins pénibles
les derniers moments de l'existence.

Je l'ai employé dans les scrofules, mais
principalement pour combattre des affections
concomittantes. On sait qu'il n'y a rien de plus
opiniâtre que les ophtalmies scrofuleuses
chroniques. Cette double maladie existait depuis dix ans chez une jeune fille de seize ans,
non encore formée, et d'une très-faible constitution. Elle avait une telle intensité, que la vision était perdue du côté gauche, les conjonctives, les cornées étant depuis plus d'un an très-
altérées, et le siége de douleurs intolérables le
jour et la nuit. Dans cette occurrence, la cautérisation sincipitale ayant rétabli la vue, mais
ne suffisant pas pour détourner le sang qui se
portait incessamment vers la tête et les régions
affectées, je fis appliquer avec un succès marqué les ventouses derrière le cou, sur les hanches et les cuisses; j'employai aussi l'électricité,
et par ces divers moyens je surmontai la maladie. Les conjonctives constamment enflammées,
depuis des années, reprirent leur aspect natu-

rel. Jusque-là leur état avait masqué des taies qui perdirent, chaque jour, de leur opacité sous l'influence du cautère sincipital. Ces effets, sans doute, sont dus à ce que, détourné de sa déviation habituelle, le sang parut enfin reprendre la direction assignée par la nature. Les glandes du cou, très-tuméfiées jusqu'au traitement, s'affaissèrent pour la première fois, et la santé de la malade acquit une vigueur jusqu'alors inconnue.

Dans quelques circonstances, la ventouse n'opère qu'un effet momentané. Cela paraît dépendre de la nature et de l'intensité de la maladie. Ainsi, qu'une fluxion à la joue provienne de la carie d'une dent, elle peut être diminuée ou dissipée par l'application de la ventouse sèche ou scarifiée derrière les oreilles ; mais on devra craindre son retour, tant que la dent ne sera pas guérie ou enlevée.

Il en est de même des affections chroniques des viscères ; il paraît impossible de guérir les tubercules pulmonaires, et l'on voit nombre d'individus atteints de cette maladie, et se porter passablement bien : qu'une irritation se fixe, chez ces malades, sur les parties saines des poumons, on conçoit que la ventouse, employée au début, pourra la dissiper et rétablir ainsi l'état de santé ordinaire.

Il est des constitutions faibles, soit d'origine, soit par suite de maladies qui ont altéré l'organisation. Elles se rencontrent principalement chez ces personnes qui doivent la naissance à des parents entachés de phthysie ou de différentes affections héréditaires, comme les scrofules, le rachitis, etc.; on ne les remarque aussi que trop souvent sur des individus qui ont été entraînés à des écarts de jeunesse. Que le principe vital soit affaibli, ou que la faiblesse tienne à la dégénérescence des organes les plus essentiels à la vie, dans l'une ou l'autre circonstance, les maladies ont rarement le caractère de franchise et de véhémence qu'elles présentent chez des sujets plus favorisés de la nature, ou qui n'ont pas abusé de leurs forces. Ainsi, chez ces malades, la douleur et les autres attributs de l'inflammation ne sont pas toujours bien prononcés; les symptômes se développent lentement et sont à peine sensibles : dans cette occurrence, l'action de la ventouse est d'autant moins prononcée que la structure de l'individu est plus détériorée et la maladie moins violente. Dans l'irritation de poitrine intense, elle agira subitement, et en quelque sorte avec une efficacité absolue; là, au contraire, on en apercevra à peine les effets : on serait tenté de croire qu'elle est inutile; c'est probablement le cas d'insister sur ce remède, de le réappliquer souvent, mais d'user de la scarification avec ménagement.

Une jeune dame, délicate, née d'une mère qui est morte avant le terme fixé par la nature, d'une affection chronique de l'abdomen, dut à une éducation bien étendue, une assez bonne santé, jusqu'à l'époque où on la maria. Devenue mère, elle voulut nourrir ses enfants. Chaque allaitement la fit maigrir, et fut accompagné d'une titillation au larynx, avec étouffement, fièvre légère, et une petite toux qui amenait quelquefois du sang. Cet accident se reproduisit dans le cours du cinquième mois de la nourriture de son troisième enfant : n'est-il pas raisonnable de le rapporter à une affection chronique de la poitrine? Vainement s'attendrait-on, dans ce cas, à un effet complet de la ventouse. Ce qui prouve le caractère véritable de la maladie, et la persévérance avec laquelle il faut peut-être employer le remède, est ce qui arrive lorsque tout autre organe est affecté d'une manière insolite. Ainsi j'ai vu chez cette même personne une angine tonsillaire céder aussitôt à l'application du vide légèrement scarifié, la disposition habituelle de la poitrine restant la même après l'usage instantané du même remède.

Il arrive souvent que le médecin ne peut recueillir tous les avantages d'un remède, parce qu'il est appelé trop tard. L'exemple suivant en est la preuve.

M. de St....., ancien officier de cavalerie, âgé de 49 ans, d'un tempérament bilieux et éminemment sanguin, d'une belle constitution, était sujet aux hémorroïdes, et jouissait d'une excellente santé, qui ne s'était point démentie jusqu'à l'âge de 42 ans. A cette époque, après des voyages très-longs et réitérés en chaise de poste, il ne sentit plus ses hémorroïdes, et il éprouva une hématurie accompagnée de douleurs dans le rein gauche, et dans l'urètre correspondant. Depuis cette première invasion, l'hémorragie rénale reparut souvent, ou tous les mois, ou à des intervalles plus éloignés; elle subsistait pendant une quinzaine de jours, sans douleurs vives, avec des intermittences d'un ou deux jours; après la cessation des accidents, le malade était promptement rétabli.

Il y avait quatre ou cinq mois que M. de St..... se portait bien, s'étant mis à un régime purement végétal. Depuis plusieurs jours il apercevait dans son urine quelques filets de sang. C'était le moment d'agir, mais une fausse sécurité le tint en repos. Bientôt après, s'étant beaucoup agité en parlant, M. de St..... sentit une céphalalgie violente, qui, peu après, fut accompagnée du groupe des symptômes de l'hématurie rénale. Comme les sangsues lui avaient toujours été utiles dans cette circonstance, il en fit, à différentes reprises, appliquer quatorze à l'anus. Cette fois, au lieu de diminuer, la maladie prit une marche continue en conservant son intensité. Je fus alors appelé. Reconnaissant que cette affection était sous l'empire d'une habitude de sept années, qu'en un mot elle était irrégulièrement périodique, je sentis que la ventouse, bien qu'indiquée, était réduite à un rôle secondaire.

Plusieurs fois par jour, le sang contenu dans la vessie s'étant coagulé, son expulsion devenait difficile ou impossible. Le malade éprouvait alors dans le canal de l'urètre et dans la vessie, des douleurs tellement aiguës qu'il en résultait la rétraction des testicules, une grande anxiété et en même temps des contractions musculaires, générales et convulsives. Au même instant la tête devenait le siége d'une douleur aiguë avec pesanteur, chaleur et battements artériels. Ces symptômes étaient immédiatement suivis d'une exaltation de tout l'appareil circulatoire; le pouls, de petit, fréquent et déprimé, devenait fort, plus fréquent et dur. J'essayai de m'opposer à ce double effet des douleurs urétrales, en posant des ventouses légèrement scarifiées derrière le cou et les oreilles, et par ce moyen je vins à bout de rétablir le calme; mais la cause fixée sur l'urètre étant permanente, il fallait, pour la combattre utilement, réitérer les applications du remède. Dans la vue de détruire le principe et les phénomènes secondaires, je fis appliquer la ventouse scarifiée au périné, j'arrêtai ainsi les douleurs de l'appareil urinaire et leurs irradiations qui s'étendaient jusqu'au cerveau. Peu à peu l'hémorragie diminua, et au douzième jour le malade entra en convalescence.

Si la ventouse scarifiée avait pu être appliquée au début, n'est-il pas probable que la maladie aurait cédé plutôt?

L'hémorragie était considérable, et les sangsues, quoiqu'indiquées, avaient ajouté au mal puisqu'elles ne l'avaient pas diminué. Il était urgent d'employer un remède qui, sans augmenter l'épuisement, pût mettre des bornes à une maladie que chaque moment rendait plus dangereuse. Ce double effet fut obtenu par la ventouse; mais il s'était déjà écoulé dix jours pendant lesquels la perte de sang avait été énorme.

Dans cette affection, la ventouse n'a pu être que palliative; elle a guéri l'accident actuel, mais non la cause qui rendait l'hémorragie périodique. Toutefois le but des efforts de la médecine n'est-il pas d'arriver à cette double fin. La nature nous montre le moyen, et Hippocrate semble l'avoir connu lorsqu'il a dit (1) : Τοῖσι μελαγχολικοῖσι καὶ τοῖσι νεφριτικοῖσι, αἱμορρόιδες ἐπιγίνομεναι, ἀγαθον.

Or, si la maladie doit guérir par le retour des hémorroïdes, quel remède remplira plus convenablement cette indication que la ventouse appliquée au périné, à l'anus et aux extrémités inférieures?

Quelques personnes, surtout celles d'un tempérament sanguin, souffrent souvent de la concentration du calorique, soit à la périphérie, soit sur une partie déterminée du corps. Quel-

---

(1) « S'il survient des hémorroïdes aux personnes affectées de mé-
« lancolie ou de néphrite, cela leur est utile. »

quefois ce phénomène n'est accompagné d'aucun autre symptôme. A l'exemple des anciens,
on combat cette disposition par les réfrigérants
à l'intérieur et à l'extérieur. Mais il peut y
avoir du danger à employer les bains froids et
la glace dans ce cas.

Bien que ce remède paraisse essentiellement
utile, on concevra facilement qu'appliqué mal
à propos, il puisse entraîner des suites fâcheuses. Chez une dame, qui, depuis nombre d'années, avait l'estomac constamment surchargé
d'une prodigieuse quantité de gaz, une ventouse, du diamètre de cinq pouces, appliquée
plusieurs jours de suite pendant près d'une
heure, sur l'abdomen, avait produit un soulagement notable. Le diagnostic de cette affection était très-obscur ; cependant, en démêlant
les différents traits qu'elle avait revêtus depuis
au moins quinze ans, j'ai cru pouvoir le rapporter à une maladie idiopathique de l'utérus,
plus sensible toutefois par les phénomènes de
la fonction, que par la considération de l'état
de l'organe. L'événement a prouvé que j'avais
trop insisté sur l'usage du remède, pendant les
règles, alors que je me croyais en sûreté, parce
que j'évitais de l'appliquer sur les hanches :

les menstrues se prolongèrent bien au-delà de
leur terme ordinaire, mais heureusement sans
produire une évacuation de sang considérable.
C'en fut assez pour faire abandonner un moyen
qui, d'ailleurs, pouvait être efficace dans quelques circonstances données.

Enfin, la ventouse peut bien encore, plus que
d'autres remèdes, être opposée à ces cas qui ont
inspiré au médecin latin cette maxime : *Melius
anceps expiri remedium quam nullum,* pourvu
toutefois qu'on tienne rigoureusement compte
des exceptions connues.

Certain de l'efficacité de la ventouse dans ces
diverses maladies, je fis un mémoire sur les effets
de la pression athmosphérique et l'application
de la ventouse, et je le lus à l'Académie Royale
des Sciences. L'Académie nomma MM. Deschamps, Portal et Hallé, pour lui en faire le
rapport : M. Hallé en fut le rédacteur ; si l'on
remarque dans ce rapport que, sur quelques
points, ce savant et consciencieux médecin n'a
pas osé accorder autant de puissance à la ventouse que je lui en reconnais, on pourra voir,
dans ma réfutation du rapport de M. Adelon,
sur le mémoire de M. Barri, que plus tard je
lui ai fait partager ma conviction.

RAPPORT

DE L'ACADÉMIE ROYALE DES SCIENCES.

M. Gondret entend, par le vide dont il conseille l'emploi, les ventouses dont en effet la manière d'agir dépend de la soustraction de l'air dans la capacité d'un vase appliqué, par son orifice, sur un point quelconque de la surface du corps. Cette soustraction se fait ou à l'aide de la chaleur qui chasse une portion de l'air en le dilatant, suivie du refroidissement qui en réduit ensuite le volume, ou par la vaporisation d'une petite quantité d'un liquide, tel que l'alcool ou l'éther que l'on enflamme, et qui se réduit encore davantage en se refroidissant, ou par une sorte de pompe pneumatique, ou, comme autrefois, par l'aspiration forte de l'air contenu dans un vase à double ouverture, dont l'une était appliquée sur la peau, et l'autre plus étroite était bouchée immédiatement après chaque aspiration. On ne peut pas regarder le choix de ces moyens comme indifférent; mais de quelque manière que s'exécute cette opération, la surface de la peau sur laquelle le vase est appliqué tend à remplir le vide fait, et s'élève, en se tuméfiant, dans la cavité de ce vase. Les vaisseaux et les aréoles du tissu sous-cutané se dilatent en même temps et appellent dans leurs canaux et leurs espaces développés une plus grande quantité de liquides; et de proche en proche, ces liquides sont soustraits aux parties voisines. Mais comme cette dilatation de la peau, sous cette espèce de cloche pneumatique, est déterminée par la pression universelle que l'air exerce sur tout le reste de la surface du corps, lorsqu'elle cesse d'être contrebalancée par l'air soustrait de la portion de cette surface comprise sous la ventouse, on conçoit que la colonne d'air, qui pèse sur tout le corps, doit être regardée comme contribuant essentiellement à former et à soutenir la tuméfaction de la partie sur laquelle l'application s'est faite, proportionnellement à l'étendue de l'aire comprise sous cette application, et qu'elle agit en dirigeant sur ce point tout ce qui cède à son action.

Outre les ventouses ordinaires, M. Gondret en a fait faire une à peu près semblable à celle qu'on a employée quelquefois sous le nom de pompe à sein; les cloches qui font partie de son appareil ont un orifice qui s'applique sur la peau, et une tubulure qui se visse à une pe-

tite pompe pneumatique. Les orifices sont variées selon la forme des parties auxquelles ils
doivent être adaptés. La pompe fait le vide, et
quand il est temps de détacher la cloche, un
robinet tourné ou un bouchon enlevé laisse rentrer l'air, et le détachement se fait sans peine
et sans douleur.

On connaît bien l'effet des ventouses. Voici
comment M. Gondret les décrit. La peau se dilate en s'arrondissant sous la cloche; de blanche
elle devient rouge, puis violette; le sang s'y
accumule, la cloche s'échauffe pendant que le
vide subsiste, des vapeurs se condensent à la
cloche. Si l'on a fait précéder des scarifications,
on aperçoit un écoulement de sang artériel, de
sang veineux, d'un fluide séreux et lymphati-
que, et quelques bulles de gaz se dégagent aussi.
L'opération finie, on trouve la température de
la peau sensiblement augmentée. La peau elle-
même reste plusieurs jours colorée et plus sensible en cet endroit qu'elle ne l'est naturellement.

Cette dilatation du tissu cutané, de ses vaisseaux et de ses aréoles, appelle les liquides et
en décharge les parties adjacentes et plus profondes qui reviennent sur elles-mêmes par une
contraction qui est la conséquence de la dilata-

tion extérieure et qui lui est proportionnelle.

A quelle profondeur s'étend cette influence de l'effet des ventouses? c'est à l'observation à le faire connaître.

Le résultat de l'action des ventouses a été, dans les observations rapportées par M. Gondret, la guérison très-prompte et quelquefois immédiate des parties attaquées d'engorgement et d'inflammation. Dans son *Mémoire*, tel qu'il fut d'abord présenté à l'Académie, ce médecin avait rapporté, en preuve de son assertion, six observations. Il nous en a communiqué depuis quatorze autres, ce qui fait vingt en tout. Ces observations sont concises, elles paraissent faites avec exactitude, et sont décrites avec clarté. Toutes à peu près présentent des congestions locales avec irritation et douleur fixe, et en général tous les caractères d'une phlegmasie ou d'une inflammation partielle. Souvent cette phlegmasie, dans le lieu affecté, avait persisté après un état inflammatoire, dont les symptômes généraux avaient été enlevés par des saignées. Quelquefois elle existait sans avoir excité d'inflammation générale, et avait résisté aux saignées locales. Plusieurs étaient aiguës, beaucoup étaient chroniques, et présentaient à la fois une force remarquable des battements artériels dans la partie affectée, tandis qu'on observait des caractères de faiblesse dans l'habitude générale, et une faiblesse non moins remarquable dans le pouls, c'est-à-dire, dans le battement des artères radiales. Ces phlegmasies attaquent la tête, la poitrine, la région épigastrique, l'utérus. Dans ce dernier organe leurs symptômes menaçaient d'une ulcération grave. M. Gondret cite aussi des exemples d'hémorragie utérine, arrêtée conformément au conseil d'Hippocrate, par l'application d'une légère ventouse aux mamelles. Deux observations présentaient chez des enfants les symptômes d'une dentition orageuse, calmés par l'application des ventouses à la nuque. Enfin M. Gondret rapporte l'exemple d'une affection de cœur, crue anévrismatique, avec lipothymie, palpitations dont les symptômes spasmodiques ont disparu à la suite d'applications de ventouses sèches, quoique l'affection primitive ait persisté.

M. Gondret remarque une chose essentielle, c'est que, même dans l'application des ventouses scarifiées, le soulagement ne paraît pas être en proportion de la quantité de sang enlevée; que souvent l'application antérieure des sangsues, en tirant plus de sang, n'avait procuré aucun succès, et que dans l'application des ventouses scarifiées, la perte de sang ne s'élève presque jamais à plus d'une once et demie; que d'ailleurs les ventouses sèches produisent souvent un effet semblable à celui des ventouses scarifiées, comme dans l'observation que nous venons de citer d'une maladie du cœur.

Nous sommes d'autant plus portés à ajouter foi aux observations de M. Gondret, que déjà depuis longtemps nous avons observé de l'usage des ventouses des effets semblables à ceux dont il présente des exemples. Nous les avons spécialement employées dans des affections de poitrine avec douleur fixe, sans symptômes inflammatoires généraux, et avec un soulagement immédiat; et nous avons aussi obtenu un effet semblable à celui dont parle M. Gondret, dans une affection du cœur. C'était une dame qu'on regardait comme atteinte d'une affection anévrismatique de cet organe, à cause des palpitations qu'elle éprouvait, des réveils en sursaut qui troublaient toutes ses nuits et la privaient de sommeil, et parce que le volume du cœur paraissait en même temps augmenté, à en juger par l'étendue de ses battements. Nous avions des raisons de ne pas partager cette opinion; mais l'application des ventouses entre les deux épaules, d'abord scarifiées, puis sèches, produisit un calme immédiat, et rétablit la tranquillité des nuits. Cette malade entretint ce calme en faisant réitérer cette application, que sa femme de chambre exécutait très-facilement. Ensuite, par d'autres moyens, cette dame s'est rétablie, à ce qu'il paraît, assez complètement.

Nous sommes donc assurés qu'il est au moins des cas où on peut se promettre d'obtenir, au moyen des ventouses, des succès semblables à ceux que cite M. Gondret dans son mémoire. La pratique d'Hippocrate, de Celse et des autres médecins anciens, celle de Prosper Alpin; et de beaucoup d'autres plus modernes, ne permettaient guère d'en douter, quoique ce moyen ait été bien négligé de nos jours, et surtout parmi nous.

Cependant il peut s'élever à ce sujet plusieurs questions, dont la solution présente quelques difficultés.

Quand on emploie un moyen comme celui dont nous parlons ici, moyen dont le mode d'action est évident, bien connu et parfaitement calculable en lui-même, il semble d'abord qu'on devrait aussi pouvoir calculer les effets qu'il produira par suite de son application.

Si ces effets, comme il paraît par les obser-

vations de M. Gondret et par les nôtres, s'é-
tendent au-delà de la surface à laquelle se fait
l'application, on se fera naturellement cette
question-ci : A quelle profondeur peuvent s'é-
tendre ces effets, et quelle intensité conserve-
ront-ils selon les profondeurs auxquelles ils
peuvent parvenir? Quelque simple que paraisse
cette question, la réponse ne peut être donnée
que par l'observation. Le problème n'eût-il de
difficulté que dans la multiplicité des éléments
dont se compose la structure organique, il serait
déjà très-compliqué. Si l'on y ajoute que les
organes d'un corps vivant ne peuvent pas être
regardés comme passifs dans l'effet qui résulte
d'une semblable application, et qu'ils y répon-
dent par une action propre, suscitée par l'effet
que produit la ventouse, et déterminée par
l'organisation même et par la vie dont elle est
animée; si l'on considère ensuite que la sensibilité et l'irritabilité, sources de ces actions organiques, sont l'une et l'autre diversement et
inégalement réparties dans les différents organes du corps, selon la nature de leurs fonctions, souvent selon les sympathies respectives
des organes intéressés, comme dans les rapports des mamelles et de l'utérus; enfin si l'on
ajoute à tout cela que les mesures naturelles

de cette irritabilité et de cette sensibilité ne sont pas, dans l'homme malade, réparties dans des proportions comparables à celles qui existent dans l'état de santé, et que la différence des individus et des situations porte encore une grande variété dans ces mêmes proportions, on conçoit combien il est impossible d'arriver par la seule théorie à la résolution du problème proposé; que l'observation seule peut le résoudre, et même que les termes de cette solution donnés par l'observation doivent être très-variables dans leurs rapports selon les personnes, les circonstances dans lesquelles elles se trouvent, et l'intensité de la maladie.

Dans les observations qui nous sont propres, nous n'avions point présumé que l'effet des ventouses dût s'étendre à une très-grande distance, et nous en avons fait l'application aux parties extérieures les plus voisines de l'organe intérieurement affecté. Nous avons réussi au-delà de ce que nous nous flattions d'obtenir; mais M. Gondret a présumé plus avantageusement de ce moyen. Il annonce avoir réussi en portant les ventouses sur des parties très-distantes du lieu affecté. Nous ne comparerons parmi ses observations que celle qui a le plus

d'analogie avec une des nôtres. C'est celle d'une
affection du cœur, organique ou non , mais de
part et d'autre accompagnée de spasmes très-
particuliers et propres aux affections de cet
organe, consistant en palpitations et en une
gêne extrême de la respiration. M. Gondret et
nous, avons obtenu à l'égard des palpitations et
des suffocations les mêmes effets, nous , en plaçant les ventouses au dos, soit entre les deux
épaules , soit aux environs de l'omoplate du
côté gauche. M. Gondret, au contraire, dans
son observation, dit les avoir placées autour du
bassin , entre les fesses et la partie supérieure
des cuisses. L'homme dont il parle, sans être
guéri, a obtenu un tel soulagement du côté
des palpitations et de la gêne de la respiration,
qu'il a pu, dit M. Gondret, reprendre ses occupations de fabricant bonnetier ; et qu'en réi-
térant l'usage des ventouses ; il jouit d'une
tranquillité qu'il ne connaissait plus auparavant. Nous avons déjà vu quelle a été l'issue du
traitement chez la malade dont nous avons
parlé. L'observation de M. Gondret présente
de plus que la nôtre une efficacité que nous
n'aurions pas cru pouvoir s'étendre à une aussi
grande distance.

Ce médecin nous a assuré que dans les fièvres
adynamiques, il avait obtenu, par l'application des ventouses, des révulsions utiles et
beaucoup d'amélioration dans la maladie principale. Il n'a point parlé de ce fait dans son
Mémoire, mais il en annonce un autre qui, s'il
est exact, nous paraît digne d'attention. C'est
que, dans le cas où les affections intérieures
ont pour symptôme le sentiment d'une ardeur
brûlante, la ventouse fait cesser immédiatement ce sentiment. M. Gondret voit la cause
de cet effet dans l'augmentation de température
qui se fait sentir longtemps, même après la
chute de la ventouse, dans le lieu où elle a été
placée, et à la chaleur que prend la cloche de
la ventouse elle-même, quoique l'on ne se soit
point servi du feu pour son application. Il voit
là une sorte de déplacement du calorique opéré
par ce moyen. Nous ne nous hâterons pas d'ad-
mettre cette explication, d'autant plus que rien
n'est moins aisé à déterminer que ce qu'on appelle chaleur, quand il s'agit de sensations; et
l'on sait que ce phénomène existe souvent dans
les maladies, sans que le thermomètre accuse
un changement de température qui paraisse
proportionné à la sensation qu'éprouve le ma-

lade, et même quelquefois à celle qu'on éprouve en le touchant.

Nous ferons encore, à l'occasion du Mémoire de M. Gondret, une observation générale dont il a lui-même bien senti l'importance, et qu'il n'a pas négligée ; c'est que quand on veut évaluer d'une manière exacte le mérite d'un remède ou d'une méthode, il est essentiel de comparer avec scrupule les observations heureuses, celles qui ne l'ont pas été. C'est la seule manière de tracer la limite où s'arrête son usage utile, et d'écarter les erreurs qui, ensuite, le décréditent et le font oublier. Nous avons indiqué dans le compte que nous venons de rendre, quel est spécialement le genre et la mesure des affections dans lesquelles on a jusqu'ici appliqué utilement le moyen des ventouses ; mais il reste peut-être encore à atteindre une mesure de précision plus grande.

Quoi qu'il en soit, les observations de M. Gondret nous paraissent mériter une grande attention. Nous y ajoutons foi, parce que nous avons été depuis longtemps dans le cas de nous convaincre nous-mêmes de leur réalité. Elles méritent d'être répétées, confirmées et étendues. Ce moyen est loin d'être nouveau. On a continué à faire un usage assez fréquent des ventouses, en Allemagne surtout ; mais nous ne croyons pas qu'on se soit occupé d'en évaluer l'efficacité avec précision, et qu'on ait fait beaucoup de recherches spéciales dans cette intention. Ce qu'il y a de sûr, c'est que l'usage en a été bien longtemps négligé parmi nous. L'attention de nos médecins ramenée sur ce point peut être couronnée par des observations importantes. M. Gondret y a mis une suite et une attention digues d'éloges. Déjà il s'est appliqué à perfectionner aussi quelques autres moyens de l'art de guérir, et à apprécier et étendre les ressources qu'on en peut tirer. L'Académie a deux fois accueilli ses travaux dans ce genre. Nous croyons que ce médecin mérite d'être encouragé dans cette utile entreprise.

Nous pensons en conséquence que son travail mérite l'approbation de l'Académie, et que M. Gondret doit être autorisé à joindre cette approbation à la publication de son Mémoire.

Signé, **DESCAMPS, PORTAL,**

HALLÉ, rapporteur.

L'Académie approuve le rapport et en adopte les conclusions.

Certifié conforme à l'original,

Le secrétaire perpétuel, conseiller d'Etat, chevalier de l'ordre royal de la Légion-d'Honneur,

G. CUVIER.

C'est ici qu'il convient de placer le rapport fait à l'Académie de médecine sur le Mémoire du docteur Barry, par MM. Adelon, Orfila, Segalas, Andral fils et Pariset, et l'examen auquel je me suis livré. J'en fais l'objet d'un chapitre particulier, à la suite duquel sont des observations qui corroborent ma réfutation.

CHAPITRE V.

Rapport lu à l'Académie royale de Médecine par MM. Adelon, Orfila, Ségalas, Andral fils et Pariset, concernant le Mémoire de M. Barry, médecin anglais, sur l'application de la ventouse sur des plaies empoisonnées. — Conclusions contraires au Mémoire. — Réfutation du docteur Gondret. — Observations à l'appui.

MESSIEURS,

DANS une des précédentes séances, j'ai eu l'honneur de vous lire en mon nom et aux noms de MM. Orfila et Laennec, un rapport fait par ce dernier sur les expériences de M. Barry, expériences qui, vous vous le rappelez sans doute, tendent à prouver qu'on prévient l'absorption d'un poison déposé dans une plaie, par l'application d'une ou plusieurs ventouses à la surface de cette plaie. Il était dit, dans ce rapport, que vos commissaires avaient vu répéter à M. Barry toutes les expériences qui étaient mentionnées dans la note que ce médecin a éu l'honneur de vous lire, et en avaient vérifié les résultats. Ils avaient en effet constaté plusieurs fois qu'une ventouse appliquée sur une petite plaie faite à un chien ou un lapin, et dans laquelle on avait introduit de la strychnine en poudre, en quantité suffisante pour faire périr promptement l'animal, empêchait le poison de manifester ses effets, suspendait même ses effets s'ils avaient déjà commencé à se montrer, et par conséquent paraissait avoir prévenu l'absorption de la matière vénéneuse. Non-seulement ils avaient vu répéter toutes les expériences annoncées par M. Barry, mais ils lui en avaient fait exécuter d'analogues avec d'autres substances vénéneuses, savoir, de l'oxide blanc d'arsenic, de l'acide hydrocyanique, de l'upastieuté; et ces expériences, dont il avait été rendu compte dans le rapport que je vous rappelle, avaient présenté absolument les mêmes résultats; vos commissaires avaient donc conclu en en attestant la réalité.

Mais M. le docteur Barry avait déduit de ses expériences plusieurs propositions théoriques sur lesquelles votre commission n'avait pas cru devoir s'expliquer, et qui n'ont pas paru légitimes à plusieurs d'entre vous. Ces propositions, lors de la lecture du rapport dont je vous entretiens, furent le texte d'une discussion assez prolongée; la section désira des éclaircissements, un nouveau rapport, et ce sont ces éclaircissements, ce nouveau rapport, que je viens vous présenter aujourd'hui.

D'abord, pour bien mettre en lumière le point de la question, j'ai besoin de vous signaler ce qui a suggéré à M. Barry les expériences qu'il soumet à votre jugement. Son but n'a pas été seulement de constater l'utilité d'un nouveau moyen thérapeutique pour le traitement des plaies empoisonnées, mais de confirmer une vue première qu'il avait mise en avant sur la circulation veineuse. La note que ce médecin vous a lue, est en quelque sorte le supplément d'un premier mémoire qu'il avait présenté quelques mois auparavant à l'académie des sciences. La première phrase de cette note est en effet le rappel d'une des conclusions de ce mémoire, dans lequel M. Barry veut prouver que la pression atmosphérique est la principale cause de la circulation veineuse, la puissance qui a le plus de part dans la circulation du sang dans les veines. Lors de l'inspiration, dit ce médecin, un grand vide se fait dans le thorax, et le résultat de ce vide est de faire affluer avec grande force dans cette cavité tout le sang des veines ; non-seulement en effet cette influence du vide que l'inspiration détermine dans le thorax doit porter sur les troncs veineux les plus rapprochés du cœur, mais encore, comme le système veineux forme un canal partout continu, elle doit s'étendre jusqu'aux origines de ce système : ainsi, tout le sang veineux doit à chaque inspiration être poussé par la pression atmosphérique, de la périphérie du corps vers le thorax, et dans le cœur. Déjà beaucoup de physiologistes avaient reconnu une influence des mouvements de la respiration sur le cours du sang dans les veines ; Haller, par exemple, a dit que les veines deviennent pâles, et se vident de sang lors de l'inspiration, et au contraire rougissent et se remplissent, lors de l'expiration. M. Magendie avait appelé inspiration du sang veineux cet appel qui est fait du sang des veines dans le cœur, lors de l'inspiration du thorax, et il avait rendu cet appel très-manifeste, par une expérience qui consiste à introduire une sonde de gomme élastique dans la veine jugulaire

d'un animal, et à voir que de l'air est aspiré
par cette sonde et porté vers le cœur lors de
l'inspiration, et au contraire est repoussé au-
dehors avec le sang, lors de l'expiration
M. Barry, sans doute, invoqua ces premières
autorités, ces premiers faits; mais de plus il
s'appuya sur des expériences qui lui sont propres. Ayant adapté à la veine jugulaire d'un
animal, du côté du cœur, un tube recourbé plusieurs fois sur lui-même, et qui plongeait d'autre part sous une cloche pleine d'un fluide
coloré, il vit que, lors de l'inspiration, le
fluide coloré passait de la cloche dans le tube
recourbé, et gagnait la veine qui semblait
ainsi l'aspirer, et qu'au contraire, lors de l'expiration, le fluide restait stationnaire dans le
tube, ou était repoussé de ce tube dans la cloche : c'était, comme on voit, la même expérience que celle de M. Magendie, mais com-
binée plus ingénieusement, et de manière à
ce que les effets soient plus sensibles : aussi
M. Barry tira-t-il la même conséquence, avec
cette différence cependant que M. Magendie
ne considère la pression atmosphérique que
comme une puissance accessoire dans la circulation veineuse, tandis que le médecin anglais fait de cette pression la cause princi-

pale du mouvement du sang dans les veines.

Toutefois, cette vue théorique admise, on conçoit qu'il devenait intéressant de rechercher si la suppression de la pression atmosphérique, sur un point quelconque de la périphérie du système veineux, suspendrait en ce point le cours de la circulation veineuse ; et c'est pour la recherche de ce fait que furent tentées les expériences des ventouses sur les plaies empoisonnées. Si l'action aspirante exercée par le thorax, lors de l'inspiration, s'étend jusqu'aux origines du système veineux, et est la cause qui fait parvenir le sang des plus petites veinules au cœur, cette action d'aspiration, s'est dit M. Barry, sera contrebalancée, et par conséquent la circulation veineuse suspendue, là où par une cause quelconque la pression atmosphérique sera soustraite, et où même il sera imprimé au sang une impulsion dans une direction inverse de la première. C'est ce que doit faire une ventouse sur un point quelconque du corps ; cette ventouse non-seulement affranchit la partie, sur laquelle elle est appliquée, du poids de l'atmosphère, mais elle imprime au sang qui est dans les vaisseaux de cette partie une direction du centre à la circonférence, par conséquent inverse de celle qui lui est ordi-

naire, et à tous ces titres, la circulation veineuse à la surface de cette partie doit être suspendue : au moins, le sang de cette partie doit,
momentanément et pendant tout le temps de
l'application de la ventouse, cesser de retourner au cœur. Or, la non manifestation des effets
du poison déposé dans la plaie, dans les expériences de M. Barry, non manifestation qui
dépend, selon lui, de la non absorption de ce
poison, a semblé à ce médecin la démonstration de ses assertions, et c'est par suite qu'il
a tiré les deux conséquences suivantes : 1° que
toute circonstance qui change la direction que
suit ordinairement le sang veineux de la circonférence au centre *en une inverse du centre
à la circonférence, comme le fait la ventouse,
empéche toute absorption à la périphérie ;* 2° que
cette direction accidentelle du centre à la circonférence ne se borne pas à empêcher toute
absorption pendant qu'elle a eu lieu, mais encore rappelle à la surface la matière absorbée,
autant cependant que celle-ci est encore dans
les limites auxquelles s'étend l'action de la
ventouse. Ce fait remarquable, plusieurs fois
constaté par vos commissaires, que l'application de la ventouse sur la plaie empoisonnée fait
presque instantanément cesser les accidents qui

avaient commencé à se manifester, et rend l'animal à la vie, semble prouver à M. Barry qu'il est rappelé à la surface de la plaie une certaine quantité du poison qui avait été déjà absorbé.

C'est ici qu'a commencé à se manifester l'opposition de quelques membres de la section. Déjà l'un de vos commissaires, M. Orfila, a contesté que le rétablissement de l'animal sous l'influence de la ventouse fût une preuve qu'une partie du poison absorbé fût retirée du torrent de la circulation, attendu qu'on voit tous les jours des animaux qui ont absorbé des poisons, mais en quantité non suffisante pour les tuer, guérir sans secours, et en peu de temps. Vous avez entendu M. Ségalas attaquer de même la conclusion de M. Barry, et professer que la ventouse ne prévient la mort imminente de l'animal qu'en empêchant une absorption plus forte du poison; et quant à celui qui est déjà absorbé, il est, a-t-il dit, plus ou moins promptement éliminé par quelques-uns des organes excréteurs, par les perspirations pulmonaire et cutanée. Ce physiologiste vous a cité des expériences de M. Magendie, dans lesquelles de l'eau, une dissolution de phosphore dans l'huile, injectées dans les veines d'un animal, avait promptement été exhalées par la

surface des bronches et par la peau : il vous a
entretenus d'expériences analogues, mais qui lui
sont propres, dans lesquelles un état d'ivresse
incité chez un animal par une injection d'alcool
dans les veines, mais en quantité non suffisante
pour le tuer, se dissipait promptement de lui-
même sans secours, à mesure que l'alcool était
rejeté par les surfaces exhalantes excrémen-
tielles du corps. C'est sur ces diverses propositions que vous avez désiré de nouvelles recherches de la part de votre commission.

Privé, Messieurs, du secours si précieux
pour moi, d'abord de M. Laennec, qui n'est de
retour d'un voyage que depuis quelques jours,
et ensuite de M. Orfila, qui est encore absent
pour près d'un mois, et désireux cependant de
vous demander promptement pour M. Barry
les encouragements que je crois que vous devez
à son travail, j'ai appelé à mon aide plusieurs
d'entre vous, ceux-là mêmes qui sont le plus
versés dans les expériences physiologiques, qui
avaient pris part à la discussion à laquelle avait
donné lieu le rapport, et qui pouvaient mieux
conséquemment signaler les difficultés que nous
avions à résoudre. D'un côté, M. le secrétaire
perpétuel de l'Académie a assisté aux nouvelles

expériences dont je vais vous rendre compte ;
d'un autre, M. Andral fils, que M. Orfila, un
de vos commissaires, avait désigné lors de son
départ pour le remplacer ; M. Ségalas, qui avait
combattu l'idée de M. Barry, ont bien voulu se
joindre à nous. Enfin, M. Pétroz, membre de
la section de pharmacie, a mis à notre disposition son laboratoire ; toutes les substances vénéneuses que nous avons employées, et l'habitude que ce pharmacien a acquise en ce genre
d'expériences, nous a rendu surtout son assis-
tance très-profitable.

D'abord, on a vérifié de nouveau les deux résultats qui vous ont déjà été annoncés, savoir :
1° qu'une ventouse appliquée sur une plaie dans
laquelle on a déposé un poison, empêche ce
poison de manifester ses effets pendant tout le
temps qu'elle reste appliquée ; 2° que si on a
attendu pour faire l'application de la ventouse
que les effets du poison aient déjà commencé à se
montrer, cette application les fait cesser aussitôt,
et arrache l'animal à une mort qui paraissait
prochaine, et qui, sans elle, eût été inévitable.

Ces deux résultats constatés, il s'agissait d'en
rechercher l'explication, et de juger en quoi ils
appuient la théorie mise en avant par M. Barry,

sur la circulation veineuse. Ce sont trois points que je vais successivement traiter au nom de votre commission.

1° D'abord, pourquoi la ventouse empêche-t-elle le poison de manifester ses effets ordinaires ? Est-ce parce qu'elle remédie à son action sur les centres nerveux, et suspend cette action par une sorte de révulsion ? De ces deux manières de concevoir le phénomène, la première sans contredit était la plus vraisemblable ; mais vos commissaires ont cherché à la justifier par une expérience : ils ont mis quatre grains d'upas-tieuté dans une plaie faite à la partie interne de la cuisse d'un chien, et au lieu d'appliquer la ventouse sur cette plaie, ils l'ont placée à l'autre cuisse ; or, au bout de huit minutes, les symptômes d'empoisonnement se sont manifestés, et ils ont acquis bientôt un tel degré d'intensité, que l'animal a paru près d'expirer ; ainsi donc, puisque la ventouse n'a d'influence salutaire qu'autant qu'elle est appliquée sur la partie dans laquelle le poison a été déposé, c'est une preuve qu'elle n'agit pas, en empêchant, à la manière d'un révulsif, l'action du poison sur les centres nerveux, mais en prévenant réellement l'absorption de ce poison. L'expérience que nous venons de citer nous a fourni le moyen de faire une autre épreuve très-convaincante. Touché de l'état d'agonie et de souffrance de l'animal qui en faisait le sujet, et presque sans espoir de le rendre à la vie, on a appliqué sur la plaie empoisonnée la ventouse qui avait été vainement apposée à l'autre cuisse, et bientôt les symptômes sont devenus moins graves; l'animal, qui était autant près que possible de la mort, a été rendu véritablement à la vie : pendant un quart d'heure encore, il a éprouvé de légères attaques de tétanos, et enfin, ayant au bout de ce temps enlevé la ventouse, et retiré le poison qui était dans la plaie, l'animal a été complètement sauvé.

La commission conclut donc, à l'égard du premier résultat constaté, que c'est en empêchant l'absorption du poison que la ventouse empêche les effets de celui-ci de se manifester.

Mais ce n'est pas la seule question que ce premier résultat fait naître. La ventouse prévient l'absorption du poison. Par quel mécanisme? Est-ce en agissant sur le poison lui-même, ou sur les vaisseaux qui doivent en effectuer l'absorption? D'abord, il est évident que la ventouse imprime à la circulation capillaire de la partie sur laquelle elle agit une

direction excentrique, qui est inverse de celle
que suit d'ordinaire cette circulation; ne voit-on
pas, en effet, le sang affluer en grande abondance dans les parties sur lesquelles on a mis
des ventouses? La peau de ces parties rougit,
saillit en dehors, se gonfle, etc. Or, on peut
déjà établir que cette direction excentrique
imprimée par la ventouse à la circulation capillaire de la plaie, dans laquelle le poison a
été déposé, est ce qui empêche l'absorption de
ce poison. De plus, si celui-ci est liquide, volatil, il pourra, dans le premier cas, être ra-
mené en partie dans la ventouse avec le sang
qu'elle y attire, dans le second cas, être vola-
tilisé, et ce sera une seconde cause pour qu'aucun des effets du poison déposé dans la plaie
ne se manifeste. Vos commissaires se sont assurés, dans plusieurs cas, de ce dernier fait;
quand le poison déposé dans la plaie était de
l'acide hydrocyanique, ils en ont retrouvé une
partie volatilisée dans la ventouse; ayant in-
jecté une fois dans la plaie la solution d'un sel
de chaux, ils ont aussi signalé des traces de
ce sel dans la ventouse. On conçoit que cela
doit être ainsi du poison solide lui-même, mais
après qu'il a été dissous, dissolution qui doit
toujours précéder son absorption; ainsi, la ven-

touse prévient l'absorption du poison, d'un côté en imprimant à la circulation capillaire de la partie une direction excentrique qui est évidemment opposée à toute absorption, et d'autre part, en retirant de la plaie et ramenant dans la ventouse une partie du poison qui y a été déposé.

Sur l'un et l'autre de ces deux effets, il est facile de rapprocher la ventouse des autres moyens employés par l'art pour prévenir l'absorption des poisons déposés dans les plaies; de la cautérisation, par exemple. La cautérisation, en effet, d'un côté neutralise une partie du poison en le décomposant chimiquement; de l'autre, prévient son absorption, en frappant de mort les vaisseaux qui doivent l'absorber : même résultat obtenu par la ventouse, mais par un autre mécanisme : d'une part, au lieu de neutraliser le poison, elle l'extrait en partie, le retire de la plaie comme le fait le lavage de cette plaie, comme le fait la succion; d'autre part, au lieu de tuer les vaisseaux absorbants, elle change seulement la direction de leur circulation, et leur en imprime une qui est contraire à toute absorption. Vous avez entendu un des membres de la seccion, M. Bourdon, rappeler que toute absorption est devenue impossible dans une partie irritée ; il est encore possible de rapprocher de ce fait le mode d'action de la ventouse ; toute irritation, en effet, suppose appel, afflux du sang dans la partie irritée ; le mouvement afférent du sang y prédomine sur le mouvement efférent ; or, n'en est-il pas de même dans la partie soumise à l'action des ventouses, avec cette différence que la modification que présente la circulation capillaire est produite dans la partie irritée par une cause organique, tandis que sous la ventouse elle est produite par une cause physique?

Nul doute que l'absorption ne soit empêchée dans les expériences dont nous parlons, pendant tout le temps que reste appliquée la ventouse : on peut le conclure de cela seul, qu'il s'agit d'une action qui est exclusivement physique, et qui conséquemment est constante dans ses résultats. Mais voici d'ailleurs une expérience qui le prouve : on met dans une plaie faite à un lapin une quantité de poison plus que suffisante pour le tuer en quelques minutes, on applique immédiatement la ventouse, et on la maintient appliquée le double, le triple de temps nécessaire, je ne dis pas seulement pour que le poison manifeste quelques-uns de ses effets, mais pour qu'il occasionne la mort ;

alors on la retire, et si on extrait aussitôt de la plaie tout le poison qui y a été déposé, l'animal ne manifeste aucun des symptômes propres aux poisons. N'est-ce pas une preuve que, malgré la grande quantité qui avait été introduite, il n'en a été aucunement absorbé ?

Non-seulement la ventouse empêche l'absorption pendant tout le temps de son application : si cette ventouse a un peu d'étendue, et qu'elle soit restée appliquée longtemps, le mouvement excentrique qu'elle a imprimé à la circulation capillaire de la partie se prolonge encore quelque temps après son ablation, et continue à porter obstacle à l'absorption. Dans les expériences faites par vos commissaires, on a vérifié que si après avoir prévenu l'absorption du poison par une première application de la ventouse, on ne retirait pas ce poison après l'ablation de celle-ci, ses effets étaient plus longs à se manifester que si on n'avait pas eu primitivement recours au vide. Telle dose de poison, par exemple, qui tuait l'animal au bout de sept à huit minutes, n'exerçait plus son influence qu'après une heure ou deux. Ce résultat, du reste, était facile à prévoir d'après les effets accoutumés des ventouses ; ne sait-on pas que la peau qui a rougi sous leur influence,

né perd sa rougeur, sa chaleur, son gonflement, qu'après quelque temps, et que l'action
révulsive qu'on a opérée par elles, se prolonge
quelque temps au-delà de leur application?

Un membre de l'Académie, M. Thillaye, a
semblé croire que la ventouse ne prévenait l'absorption du poison que par la pression, par
l'espèce de ligature circulaire qu'elle faisait autour de la plaie. Votre commission juge plus
raisonnable d'accuser le mouvement excentrique imprimé à la circulation : en effet, la pression exercée par la ventouse n'empêche pas
l'afflux du sang dans la partie ; les ventouses
scarifiées en fournissent la preuve : pourquoi
dès lors cette pression qui peut empêcher le
sang d'affluer, aurait-elle plus de puissance
pour empêcher son retour?

Tel est donc l'avis de la commission sur le
premier résultat présenté par les expériences
de M. Barry. Arrivons au second.

2° Pourquoi la ventouse fait-elle cesser presqu'instantanément les accidents qui avaient
commencé à se montrer?

Il est évident d'abord que c'est parce qu'elle
arrête toute absorption ultérieure, et empêche
qu'une nouvelle quantité de poison soit introduite dans l'économie, et vienne ajouter son

action à celle de celui qui y est déjà introduit. C'est ce qui résulte de tout ce que nous venons de dire. On ne doit pas s'étonner que l'effet salutaire de la ventouse soit aussi prompt; beaucoup de faits prouvent qu'une matière une fois saisie par les radicules absorbantes, est promptement portée aux centres, et parvient rapidement à travers les voies de la circulation, du point où elle a été prise, aux divers organes dont elle partage l'action. Des expériences *de M. Fodera prouvent qu'au bout de deux ou trois minutes, une matière absorbée, non-seulement est arrivée au centre circulatoire, mais déjà a été projetée par lui dans toutes les parties, et recèle sa présence dans les excréments, dans l'urine, par exemple.*

Mais de plus, M. Barry croit qu'une certaine quantité du poison absorbé, peut-être par l'action de la ventouse rappelée à la surface de la plaie et en être retirée avec le sang, autant cependant, ajoute-t-il, que ce poison est encore dans les limites de l'action de la ventouse. Pour savoir à quoi s'en tenir sur cette assertion de M. Barry, il est nécessaire, Messieurs, de préciser ce que ce médecin a entendu par ces mots, limites d'action de la ventouse. Sa note ne s'explique pas à cet égard. Cherchons à y suppléer;

d'abord il est sûr que M. Barry ne pense pas
que l'influence de la ventouse porte sur toute
l'étendue du système veineux, et remonte jusqu'au cœur; aurait-il, en effet, dans cette
hypothèse, parlé des limites d'action de la ventouse? Comment supposer qu'une ventouse, qui
est toujours circonscrite, exerce une action aspirante aussi forte? et s'il en était ainsi, ne
verrait-on pas le sang veineux refluer tout entier
depuis les veines caves jusque dans les systèmes
capillaires? c'est donc déjà à une certaine hauteur dans le système veineux que M. Barry limite l'action de la ventouse; mais quelle est
cette limite? c'est ce qu'il ne fixe pas, et ce qu'il
est en effet difficile de fixer. Déjà un des maîtres dont nous déplorons le plus la perte, Hallé,
s'était fait cette question, mais sans indiquer
aucun moyen de la résoudre. Approximative-
ment, il nous semble qu'une ventouse qui,
comme nous le disions tout-à-l'heure, est toujours nécessairement circonscrite, ne peut étendre son influence bien loin au delà de la surface
à laquelle elle est appliquée, et qu'ainsi elle ne
pourrait rappeler un poison qui aurait déjà
quitté cette surface et se serait avancé dans les
voies circulatoires. C'est aussi l'opinion de
M. Barry, qui nous a dit fixer les limites d'ac-

tion de la ventouse, un peu en avant des premières valvules que présentent les veines ; jusque là, dit-il, le sang des petits vaisseaux d'une partie placée sous l'influence d'une ventouse est sollicité à se mouvoir en deux directions différentes ; d'un côté, le vide qui résulte du mouvement d'inspiration, tend à l'appeler dans le cœur ; de l'autre le vide qui résulte de l'application de la ventouse tend à l'entraîner au contraire loin du cœur et hors de la partie ; et cédant à celle de ces deux directions dont le moteur a physiquement le plus de puissance, il doit nécessairement, dans le cas des expériences dont nous nous entretenons ici, entraîner avec lui la portion de poison qui lui est mêlée.

Il est certainement impossible de contester la justesse de cette argumentation ; et puisqu'on voit une ventouse faire rougir une partie qui était primitivement blanche, par conséquent appeler dans cette partie plus de sang qu'il ne lui en arrivait d'abord, imprimer enfin à ce sang une direction excentrique, on ne peut douter que ce sang, s'il est imprégné de matière vénéneuse, ne ramène avec lui cette matière à laquelle il est mêlé, mais il est sûr aussi que, dans les expériences dont nous nous occupons ici, la quantité de poison rappelée ne peut être que très-peu considérable, et ne peut avoir que peu de rapport à la cessation si prompte des accidents; c'est ce qui résulte de tout ce que nous venons de dire, et de la manière même dont M. Barry a exprimé cette partie de sa proposition. Cependant votre commission avait cherché à éclairer cette question par quelques expériences. Ces expériences ne lui ont rien appris. Par exemple, après avoir constaté le temps nécessaire pour qu'une quantité déterminée d'upastieuté déposée dans une plaie fit périr un lapin, elle a répété l'expérience sur deux autres, mais en ayant soin de n'appliquer la ventouse que lorsque le tiers du temps chez l'un, et les deux tiers chez l'autre, étaient déjà écoulés ; on supposait que l'absorption du poison ayant pu se faire un peu déjà avant l'application de la ventouse, ce poison, malgré celle-ci, manifesterait un peu ses effets ; or, cela n'a pas été, l'animal n'a éprouvé aucun accident. Voudrait-on prétendre que la nullité des effets ici tient à ce que le poison absorbé n'ayant pas encore franchi la limite d'action de la ventouse, a été rappelé hors de la plaie? mais il est tout aussi raisonnable de penser que cette nullité est due à ce que l'absorption, lorsque la ventouse a été appliquée, n'avait pas encore commencé, tout le temps qui s'était auparavant écoulé ayant été employé à dissoudre le poison, et à le mettre dans l'état liquide que réclame l'absorption. Cependant la commission croit devoir faire remarquer, comme confirmation de l'opinion qu'elle porte sur la question qu'elle agite ici, que parmi les nombreux animaux sur lesquels elle a expérimenté, ceux qu'elle a rappelés à la vie par l'emploi salutaire de la ventouse sont restés souvent fort longtemps encore, c'est-à-dire des heures, sous l'influence du poison; ce qui prouve que si une portion de celui-ci a été retiré des voies circulatoires, cette portion n'a pu être que très-peu considérable.

Ici, Messieurs, une question incidente a été élevée : Si le poison primitivement absorbé n'est pas retiré des voies de la circulation, que devient-il ? et surtout, pourquoi cesse-t-il à la fin de manifester ses effets ? On ne peut expliquer ce dernier phénomène, qui est incontestable, que de deux manières : ou le poison absorbé, n'étant pas en quantité assez grande pour faire cesser l'action vitale, est neutralisé d'une manière quelconque dans l'économie; ou ce poison est plus ou moins promptement éliminé par quelques-uns des organes dépurateurs du sang; or, il n'est d'abord aucun moyen d'a-

voir la démonstration de la première de ces deux
choses; on peut la conjecturer seulement, d'après
cette grande puissance d'absorption qui se manifeste dans toute l'étendue des voies que parcou-
rent, soit les substances qui sont introduites en
nous pour notre composition, soit celles que nous
rejetons par notre décomposition et la dépuration
du sang. Quant à la seconde, au contraire, des
faits nombreux nous présentent certains organes
toujours prompts à purifier le sang des matières
hétérogènes, soit innocentes, soit nuisibles,
qui peuvent, soit du dehors, soit du dedans
de l'économie, être portées dans son sein ; et
par conséquent cela doit arriver des poisons,
comme de toutes autres substances absorbées.
Sans doute, la commission aurait pu chercher
à retrouver, dans les excrétions diverses des
animaux qu'elle avait soumis à ces expériences,
des traces du poison qu'elle avait déposé dans
leurs plaies ; mais outre que le temps lui a
manqué, cela exigeait de sa part des opérations
chimiques trop délicates, et dont s'occupe ou
doit s'occuper la commission des poisons. D'ailleurs les lumières acquises en physiologie lui
suffisaient ici. Ne trouve-t-on pas dans l'humeur des transpirations pulmonaire et cutanée,
dans l'urine, dans les fèces, des traces des ali-

ments qu'on a pris, des matières qu'on a res-
pirées avec l'air, de celles qui ont été accidentellement absorbées par la peau, ou par une
membrane séreuse quelconque? Faut-il rappeler les expériences de MM. Fodera, Magendie,
que nous avons déjà citées? Enfin, dans la
proposition théorique que vos commissaires
soutiennent ici, ne peuvent-ils pas s'appuyer
de l'autorité de la commission des poisons,
qui dans le plan de travail qu'elle a soumis à
l'Académie, et que celle-ci a adopté, veut
qu'on recherche le poison soupçonné, non-
seulement dans les organes digestifs, voie ac-
coutumée de son ingestion, non-seulement dans
le sang où il faut qu'il parvienne pour qu'il
aille avec ce fluide influencer les centres nerveux, mais encore dans les humeurs excrémen-
titielles, par lesquelles elle suppose, puisqu'elle
l'y cherche, qu'il est toujours plus ou moins
tôt, plus ou moins tard, éliminé en certaine
quantité.

Aussi avez-vous entendu M. Segalas professer cette doctrine. Seulement, votre commission a reconnu que cette élimination n'était
pas toujours aussi prompte que l'avait dit ce
physiologiste : dans plusieurs des expériences
qu'elle a faites, elles a vu en effet les animaux

rester pendant douze heures et plus sous l'influence du poison, ce qui ne peut s'expliquer qu'en reconnaissant qu'il existait encore de ce poison pendant ce temps dans l'économie, ou qu'en admettant que l'impression reçue primitivement par le système nerveux s'était prolongée, et ne s'était éteinte que par degrés. Du reste, rien n'est plus variable, plus difficile à évaluer, que le temps qu'emploie une matière à absorber pour être portée de la périphérie au centre, comme celui qui est nécessaire pour qu'une matière à excréter soit portée des centres aux organes éliminateurs. Les conditions qui président à l'un et à l'autre de ces phénomènes organiques sont loin d'être encore toutes connues, et on est réduit par conséquent à cet égard à des observations toutes empiriques.

Sur le second résultat, votre commission conclut donc que c'est surtout en prévenant toute absorption ultérieure que la ventouse arrête les accidents d'empoisonnement qui se sont montrés déjà, et que si une portion du poison déjà absorbé est rappelée dans la plaie, cela ne doit s'entendre que de celle qui est encore tout près de la surface, et que d'une portion extrêmement peu considérable.

3° Arrivons à la troisième objection que nous avons à discuter ; savoir, le degré de probabilité ou de démonstration que les expériences de M. Barry et leurs résultats peuvent apporter à la théorie mise en avant par ce médecin, sur la cause de la circulation veineuse. Cette théorie consiste à considérer la pression atmosphérique extérieure comme la principale cause qui porte le sang veineux de la périphérie du corps au cœur. Elle repose, soit 1° sur ce fait, que, lors de l'inspiration, le sang afflue avec plus d'abondance et de facilité par les veines caves dans le cœur ; 2° sur ce que M. Barry explique ce fait en disant que l'inspiration a fait un vide dans le thorax, et que dès lors le poids de l'air extérieur a dû pousser le sang de la périphérie au centre, pour remplir ce vide. Faisons d'abord quelques remarques sur ces deux bases de la théorie de M. Barry ; ces remarques nous serviront ensuite à apprécier le rapport que peuvent avoir avec cette théorie les expériences faites avec la ventouse.

D'une part, pour que l'action d'aspiration exercée sur le sang veineux, lors de l'inspiration, quelle que soit l'explication qu'on donne de cette action d'aspiration, fût la puissance principale et presque exclusive de la circulation veineuse, il faudrait qu'elle fût très-forte, et s'étendît jusqu'aux origines du système veineux. Or, c'est d'abord ce que l'expérience de M. Barry ne démontre pas, et ensuite ce qui est contredit par la plupart des faits connus sur la circulation. Si l'action aspirante s'est fait sentir dans l'expérience de M. Barry, à travers un tube long, et plusieurs fois recourbé sur lui-même jusqu'à la cloche (c'était, dit M. Barry, une tasse ouverte) sous laquelle plongeait ce tube, est-il possible d'assurer qu'elle s'étende aussi loin dans les vaisseaux de l'économie vivante? Les expériences sur les animaux vivants fournissent un résultat contraire ; dans ces expériences, on voit que l'effet de l'inspiration n'est guère sensible que dans les veines les plus grosses et les plus rapprochées du cœur, qu'il diminue à mesure que les veines sont plus grêles et plus éloignées, et qu'enfin il est nul aux origines des veines, là où ces vaisseaux sont capillaires. Il est certain aussi que le cours du sang dans les veines est d'autant plus accéléré, que les veines sont plus près du cœur, et d'autant plus lent, que les veines en sont plus loin, ce qui prouve encore que l'effet de cette action d'aspiration est de moins en moins sensible. Nous pouvons enfin arguer des effets des ventouses elles-mêmes pour appuyer notre assertion, puisqu'un vide aussi imparfait et aussi peu étendu que celui produit par une ventouse suffirait dans l'hypothèse de M. Barry, non-seulement pour contrebalancer l'action aspirante de l'inspiration, mais encore pour en triompher, ce qui ne devrait pas être, si celle-ci avait le degré d'énergie qui serait nécessaire pour qu'elle fût la principale puissance motrice du sang veineux. Mais voici d'autres raisons encore : il est au moins bien certain que cette action d'aspiration ne s'étend pas jusqu'aux systèmes capillaires ; et cela seul nous suffit pour croire qu'elle ne doit être qu'une puissance très-accessoire dans la circulation veineuse, car celle-ci a, en quelque sorte, ses racines dans les systèmes capillaires, et ces systèmes capillaires ont la plus grande influence sur elle, et la règlent en quelque sorte. En effet, c'est dans les systèmes capillaires que s'effectuent les nutritions, les sécrétions, les calorifications ; et peut-on croire dès lors que l'action aspirante de l'inspiration puisse tendre à retirer sans cesse de ces systèmes capillaires le sang qu'ils emploient à ces importantes fonctions ? Il est plus naturel de penser que ces systèmes ne cèdent au système veineux que la portion du sang dont ils ne veu-

lent plus, et que sous ce rapport ils exercent
sur la circulation veineuse une influence très-
prochaine. Qu'on veuille bien méditer la suite
des raisonnements suivants, et on sera convaincu de la réalité de cette assertion. Il est
évident que le sang a pour fonction d'alimen-
ter les nutritions, sécrétions, calorifications,
et de fournir à tous les organes, particulièrement au système nerveux, le stimulus vital : il
est évident encore que c'est dans et par les systèmes capillaires que s'accomplissent ces actions, et par conséquent que dans les quatre
parties qui composent l'appareil circulatoire et
que traverse le sang, cœur, artères, veines, et
systèmes capillaires, ces derniers, comme mettant en œuvre le sang, sont les plus importants,
les trois autres parties (cœur, artères, veines),
n'étant que l'échafaudage destiné à leur char-
rier ce fluide ; or, de ces deux faits incontesta-
bles, il nous semble irrésistible de conclure
que la mesure dans laquelle se fait la circulation capillaire exerce l'influence la plus prochaine sur la circulation du sang dans les trois
autres parties de l'appareil circulatoire ; et que
cette influence doit surtout être marquée sur la
circulation veineuse, qui fait immédiatement
suite à cette circulation capillaire : c'est, en

effet, ce que pense votre commission sur ces points importants de doctrine, et prononçant à leur égard contre M. Barry, elle se range de l'avis de Haller, et de celui de M. Magendie, pour ne considérer l'action aspirante exercée sur le sang des veines, lors de l'inspiration, que comme accessoire dans la circulation veineuse. D'ailleurs, combien d'autres arguments à opposer à M. Barry ! si l'action aspirante qui résulte de l'inspiration est la cause principale de la circulation veineuse, comment concevoir cette circulation veineuse dans le fœtus, qui ne respire pas ? Comment l'expliquer, ainsi que l'a fait remarquer le rapporteur de l'Institut, chez les animaux qui prennent l'air nécessaire à leur respiration par une déglutition, et non par une inspiration, et chez ceux qui respirent dans l'eau ? Dans l'hypothèse de M. Barry, il ne devrait arriver de sang au cœur que lors des inspirations, et il nous a, en effet, affirmé de vive voix cette assertion. Mais pour en prouver le peu de fondement, ne suffit-il pas de remarquer que tandis que dans une minute, il n'y a que seize à vingt inspirations, il y a soixante à soixante-dix contractions du cœur ? Et certes, celui-ci ne se contracte pas en vain, c'est-à-dire, sans projeter du sang ; toute suspension de la respiration devrait amener aussitôt celle de la circulation ; et de nombreux faits physiologiques et pathologiques prouvent le contraire. Ne voit-on pas des plongeurs rester deux à trois minutes sous l'eau ? Et qui ne sait que la circulation continue de se faire pendant les premiers temps de l'asphyxie, jusqu'à ce que l'action cérébrale soit anéantie ?

Le fait que lors de l'inspiration, le sang afflue avec plus d'abondance et plus de facilité par les veines dans le cœur, n'est donc pas une preuve de la vérité de la théorie de M. Barry, sur la circulation veineuse. Voyons maintenant si l'explication qu'il donne de ce fait est plus favorable à cette théorie, et même est fondée. Haller avait pensé que l'afflux plus facile et plus abondant du sang des veines, lors de l'inspiration, tenait à ce que dans cet état le poumon étant dilaté, son système vasculaire était plus accessible au sang. M. Barry, au contraire, attribue ce fait à un vide que l'inspiration détermine dans le thorax, et à ce que le poids de l'air extérieur qui alors n'est plus équilibré, pousse le sang de la périphérie au centre, pour remplir ce vide. Ces deux explications sont évidemment des produits de raisonnement, et toutes deux sont assez spécieuses

au premier abord, mais sont-elles bien rigoureusement l'interprétation du fait auquel on
les applique? quelle est surtout de ces deux
explications celle qui est la plus vraisemblable?
Votre commission n'hésite pas à se prononcer
pour celle de Haller, tant elle trouve d'objections à faire à celle de M. Barry. En effet,
nous avons montré tout à l'heure que l'action
aspirante, produit de l'inspiration, était probablement à peine sensible aux extrémités du
système veineux, et certainement nulle dans
ce qu'on appelle les systèmes capillaires. Il est
sûr, d'autre part, que ce n'est pas sur le système veineux immédiatement, mais sur le système capillaire que repose le poids de l'atmosphère; nous avons fait voir que les systèmes
capillaires ont, par les fonctions dont ils sont
le siége, une circulation indépendante de celle
qui se fait dans les artères et dans les veines, et
qui se subordonne plus ces circulations qu'elle
ne leur est subordonnée; il est sûr enfin que
les fonctions pour lesquelles ces systèmes capillaires emploient le sang, et qui, certainement,
règlent leur mode de circulation, ne se rat-
tachent en rien aux lois physiques. Peut-on ad-
mettre, d'après tout cela, qu'à travers ces systèmes capillaires la pression atmosphérique

ira physiquement faire circuler le sang dans les veines, tout en permettant à cette circulation veineuse de recevoir les modifications que doivent lui imprimer les diverses fonctions organiques dont ces systèmes capillaires sont le siége? Cela est absolument impossible. Si la cause de la circulation veineuse était vraiment la pression de l'atmosphère à la surface du corps, tendant à remplir le vide qu'a fait au centre, dans le thorax, l'inspiration, la circulation en général devrait offrir aussi peu de variations que la circonstance physique qui en serait le mobile, et elle devrait en avoir l'immuabilité. Loin de là, cette circulation varie, selon les âges, l'état de santé, de maladie, les passions, etc. Une irritation, par exemple, est provoquée dans une partie : aussitôt la circulation y est modifiée, plus de sang y afflue ; peut-on dire que cette irritation dans les nerfs de la partie a influé, d'un côté, sur le vide que l'inspiration fait dans le thorax, de l'autre, sur la pression atmosphérique à l'extérieur? Et cependant, dans l'hypothèse de M. Barry, il faudrait que cela fût, puisque ici la circulation a éprouvé une modification semblable à celle que lui imprime la ventouse. M. Barry, dira-t-on

peut-être, ne parle que de la circulation veineuse.

De deux choses l'une : ou ce médecin, dans
la circulation veineuse, comprend les systèmes
capillaires, et alors trop de phénomènes de vie
prouvent que la circulation dans ces systèmes
n'est pas sous la dépendance de la cause physique qu'il invoque; ou, au contraire, il distingue ces systèmes capillaires de la circulation
veineuse, et alors comme ces systèmes capillaires sont intermédiaires aux systèmes veineux
et à la surface sur laquelle porte le poids de
l'atmosphère, il y a encore impossibilité de concevoir rigoureusement l'influence physique de
celle-ci. Mais, dira-t-on encore, n'est-ce pas
une vérité physique incontestable que le poids
de l'atmosphère sur notre corps est une condi-
tion nécessaire à notre conservation? que si
ce poids est soustrait ou diminué, nos fluides
jaillissent à travers les pores des organes? que
le gonflement de la peau, sous la ventouse, est
dû à cet effet? Votre commission, Messieurs,
ne conteste pas ces faits, mais elle y voit, non
que la pression atmosphérique soit nécessaire
pour pousser le sang veineux de la périphérie
au centre, mais seulement que cette pression

sert à prévenir l'expansibilité des gaz, et la gazéification des fluides qui sont dans notre corps.

Sous ce second point de vue, comme sous le premier, la théorie de M. Barry ne paraît donc pas mieux fondée. Maintenant, existe-t-il un rapport entre cette théorie et les résultats des expériences que vous présente M. Barry? Ce médecin le croit: comme la ventouse a empêché l'absorption du poison, et cela par suite de la soustraction de la pression de l'atmosphère, M. Barry croit voir en ce fait la preuve que c'est cette pression qui pousse sans cesse le sang de la périphérie au centre, et qui, en pressant avec ce fluide les matières à absorber, est aussi la cause de toute absorption. Votre commission ne peut partager cet avis: d'abord, comme elle sépare la circulation capillaire de la circulation veineuse, et que la ventouse n'agit que sur la première, elle ne trouve, dans la modification que celle-ci a éprouvée, rien qui se rattache à la circulation veineuse. Ensuite elle s'explique très-bien la modification que la ventouse a excitée dans la circulation capillaire: c'est un des cas nombreux dans lesquels une force physique, appliquée à l'économie vivante, se soumet à celle-ci et y domine les phénomènes de vie.

Enfin, tout en reconnaissant que la direction excentrique que la ventouse imprime à la circulation capillaire de la partie sur laquelle elle est
appliquée apporte un obstacle absolu à l'absorption, elle est bien loin de considérer cette absorption comme l'effet physique de la pression
atmosphérique, et elle met cette action, qui est
commune à tous les êtres vivants, au nombre
de celles qui sont le plus évidemment et le plus
essentiellement vitales.

Il est enfin, Messieurs, un dernier point de
vue sous lequel nous devions examiner les expériences de M. Barry, celui de l'application thérapeutique qui peut en être faite. La section
nous avait formellement recommandé d'essayer
l'application de la ventouse, dans le cas de
morsure de vipère. Après beaucoup d'efforts,
M. Barry est parvenu à se procurer un de ces
reptiles, et le 29 septembre dernier, dans l'am-
phithéâtre de M. Cuvier, au Jardin des Plan-
tes, assisté de MM. Rousseau père et fils, il a
pu faire mordre deux lapins : chez l'un, on
appliqua la ventouse une minute et demie après
la morsure. On voyait sortir des piqûres, qui
étaient au nombre de deux, des gouttes d'un
liquide séreux qui bientôt se volatilisait, et
finit par remplir d'écume la ventouse, au bout

de 15 minutes. La ventouse resta appliquée 35 minutes, après quoi elle fut retirée : les petites plaies n'offraient rien d'extraordinaire, et le lapin n'éprouva aucun accident. L'autre lapin, plus fort et plus vivace que le précédent, fut mordu par la même vipère, à la même partie, à la cuisse, mais un heure plus tard ; la ventouse ne fut pas appliquée, et voici la succession des accidents qui furent absorbés : 2 à 3 minutes après la piqûre, une tache jaune paraît à chaque piqûre ; après 10 minutes, les piqûres deviennent livides, lividité qui, selon Fontana, est le signe infaillible de l'empoisonnement par la vipère ; après une demi-heure, cette lividité avait l'étendue d'une pièce de 40 sols. Le lendemain, un ulcère gangreneux occupait la partie mordue, et de cet ulcère coulait une sanie abondante et fétide ; la jambe qui, 4 minutes après la morsure, et lorsque l'animal avait été mis en liberté, avait paru frappée d'une légère paralysie, était enflée : elle resta telle plusieurs jours encore, pendant le temps que la plaie employa à se guérir.

Il résulte de ces expériences que, bien que dans la dernière le lapin ne soit pas mort, ce qui peut être attribué à ce qu'il était plus fort et à ce qu'il a été mordu le dernier, cependant l'influence salutaire de la ventouse a été constatée. Ainsi ce moyen pourrait être employé dans ces cas, ainsi que dans les morsures par les animaux enragés, comme du reste l'avait déjà recommandé Celse, dans lequel on trouve les préceptes suivants : *Omnis autem feræ morsus habet quoddam virus ; itaque si vehemens est, cucurbitula admovenda est.* (Lib. 5, cap. 2, sect. 12.) *Utique autem si rabiosus canis fuit, cucurbitula virus ejus extrahendum est.* (Loco citato).

Voici donc les conclusions de votre commission sur les expériences de M. Barry :

1° La commission atteste la réalité des deux faits, des deux résultats annoncés, par ce médecin, savoir :

Que l'application d'une ventouse sur une plaie empoisonnée empêche le poison de manifester ses effets pendant tout le temps que dure cette application ;

Que si la ventouse n'a été appliquée que lorsque les effets du poison avaient déjà commencé à se montrer, elle les suspend instantanément ou très-promptement, et sauve l'animal, en tant cependant que l'absorption qui s'était faite préalablement, n'a pas introduit dans l'économie assez de poison pour causer la mort.

2° Relativement au premier de ces résultats, elle pense, comme M. Barry, que la ventouse a agi en retirant de la plaie une partie du poison qui y avait été déposé, et surtout en mettant obstacle à son absorption.

3° Relativement au second, elle croit aussi, avec ce médecin, que c'est surtout en empêchant toute absorption ultérieure que la ventouse arrête les accidents d'empoisonnement qui se sont montrés déjà, mais que si une portion de poison déjà absorbée, a été rappelée dans la plaie, et de là dans la ventouse, cela ne doit s'entendre que de celle qui était encore tout près de sa surface, et que d'une portion extrêmement petite.

4° Au contraire, elle professe sur la circulation veineuse une opinion contraire à celle de M. Barry : elle ne juge pas fondée la théorie présentée par ce médecin, et croit particulièrement que les expériences avec la ventouse ne fournissent aucun appui à cette théorie.

5° Enfin, elle regarde comme une application thérapeutique utile l'emploi de ventouses dans les plaies empoisonnées ; et elle pense que, malgré les passages qu'elle a cités de Celse, M. Barry peut s'attribuer le mérite d'avoir rappelé l'attention des médecins sur une pratique tombée en désuétude. Son travail peut être regardé sous ce rapport comme une véritable découverte, nonobstant la pratique empirique de la succion dans les plaies empoisonnées, pratique plus usitée chez les peuples à demi-civilisés, que chez les nations policées.

Vos commissaires vous proposent d'adresser des remercîments à M. le docteur Barry, de l'engager à continuer ses recherches, et de mettre son nom sur la liste des candidats aux places d'associés étrangers de l'Académie.

RÉSUMÉ DU RAPPORT

FAIT PAR MESSIEURS

ADELON, ORFILA, SÉGALAS, ANDRAL FILS
ET PARISET.

Les objections contre les expériences de M. Barry se réduisent à peu près aux propositions suivantes :

La pression atmosphérique n'influe pas, ou n'influe que d'une manière accessoire sur la circulation veineuse.

La circulation capillaire est indépendante de la grande circulation, et se subordonne plus à celle-ci qu'elle ne lui est subordonnée.

La circulation capillaire est indépendante des lois physiques.

L'influence de la ventouse, agissant spécialement sur les derniers rameaux veineux, ne s'étend pas jusqu'au cœur.

La circulation du fœtus ayant lieu sans l'acte d'aspiration du sang veineux dans les poumons, l'expérience de M. Barry ne saurait être concluante relativement à la circulation veineuse.

Les expériences par lesquelles M. le docteur Barry démontre l'influence directe de la pression atmosphérique sur la circulation veineuse dans l'inspiration, et celles dans lesquelles il soustrait un animal aux effets de l'empoisonnement par l'application de la ventouse, me paraissent offrir des preuves péremptoires de cette force que j'ai rapportée à la pression. (*Voyez* le Mémoire que j'ai lu à l'Institut en 1818, concernant les effets de la pression atmosphérique sur le corps de l'homme, et l'application de la ventouse dans différentes maladies.)

En traitant de l'influence de la pression atmosphérique sur l'homme, j'avais fondé mes opinions sur les faits que la science a mis en évidence depuis Toricelli. Les voyages de Bouguer, de Lacondamine, de Saussure, ceux de MM. d'Humbolt, Gay-Lussac, Zembeccari et Grassetti, ont prouvé que dans un air beaucoup plus rare que celui auquel nous sommes habituellement exposés, nous ressentons tous les symptômes d'une pléthore universelle, tels que lassitudes spontanées, transpiration abondante, vertiges, somnolence, coma, oppression, inspirations et expirations fréquentes, nausées, vomissements, hémorragies, par différents points des surfaces muqueuses et cutanées.

Dans un air dense au contraire, et surtout lorsqu'au poids de l'air se joint celui d'un corps liquide tel que l'eau, si par exemple nous sommes placés sous la cloche du plongeur, notre corps est comprimé, contracté, les mouvements des membres sont gênés, difficiles, et les poumons sont le siége d'une hémorragie.

De ces différents faits, dans lesquels il est évident qu'un air très-rare favorise la dilatation des vaisseaux et des fluides, en même temps qu'il rend la respiration laborieuse et imparfaite par la rareté relative de l'oxigène, et qu'un air dense resserre et condense la surface extérieure du corps, on peut conclure que la pression atmosphérique est une cause principale de la circulation, tant générale que capillaire. Comme elle agit dans tous les sens, elle fait converger les fluides de la périphérie vers le centre.

Les effets produits par un air rare sont encore plus intenses chez les personnes qui ont quelque viscère altéré. M. Dolomieu, dont la poitrine était très-faible, en fournit la preuve. Au Pic du Midi, qui n'est élevé que de 1,500 toises, il éprouva une hémoptysie considérable, qui ne cessa que lorsqu'on l'eut descendu au pied de la montagne. (*Voyez* mon Mémoire précité.)

Ces faits, les seuls qui existassent alors, me parurent suffisants pour démontrer la loi de la pression, et cette démonstration me sembla d'autant plus formelle, qu'elle acquérait une force nouvelle par les épreuves très-variées de la ventouse, dans les diverses maladies caractérisées par le trouble de la circulation.

L'influence de la ventouse contre la pléthore, l'inflammation, et l'hémorragie, que je considère comme des degrés d'une même affection, est si étendue, qu'elle ne s'arrête ni au cœur, ni aux tissus les plus éloignés de cet organe. Je crois avoir prouvé ces propositions par cinquante-quatre observations tirées tant de ma pratique, que de celle de plusieurs honorables confrères. A la vérité, M. le professeur Hallé, rapporteur de mon Mémoire à l'Institut, tout en reconnaissant la réalité des faits que j'avais publiés, exprima une sorte de doute sur le degré d'étendue des effets de la ventouse, et présenta mes idées, à ce sujet, comme ayant be-

soin de la sanction du temps et de l'expérience.
Ce savant, digne à tant de titres de nos regrets,
n'aurait sans doute pas tardé à partager ma
conviction, s'il n'eût été si rapidement enlevé
à la science. Dans les nombreuses conférences
dont il m'honora, je puis certifier qu'il ne m'a
fait aucune objection contraire à mes opinions;
il hésitait seulement à leur donner l'autorité
de son nom, en raison du petit nombre de
faits analogues aux miens, que sa pratique lui
avait offerts. Peu de temps avant que ce res-
pectable médecin eût fini sa carrière, j'eus la
satisfaction de voir que son jugement, sur la
grande importance de la ventouse, s'accordait
enfin à peu près complètement avec mes idées :
lorsque je lui présentai le jeune Pourrat
qui, pendant plusieurs années, avait éprouvé
les symptômes d'un état de pléthore et d'hypertrophie du cœur, et que j'avais souvent
soulagé par le moyen des ventouses, M. Hallé
témoigna, par son adhésion sans réserve à
l'usage du moyen qui était administré, et
par l'espérance de guérison dont il paraissait pénétré, le sentiment de conviction qu'il
avait acquis sur l'influence de la ventouse
dans les affections essentielles du cœur. L'espérance que M. Hallé avait donnée s'est complète-

ment réalisée depuis, et principalement par le secours des ventouses. M. Pourrat n'est plus sujet aux accidents variés qui, pendant long-temps, avaient altéré sa santé.

On verra, par la lecture du rapport de MM. Adelon, Orfila, Andral fils, Ségalas et Pariset, à l'Académie Royale de Médecine, que si ces messieurs reconnaissent l'influence directe de la pression de l'air sur le sang du cœur droit dans l'inspiration, ils ne regardent cette pression que comme une cause accessoire de la circulation veineuse ; telle est l'opinion qu'ils émettent dans le cours du rapport ; mais elle est énoncée bien plus clairement encore lorsqu'ils arrivent aux conclusions, dont voici le texte : « La Commission professe sur la cir-
« culation veineuse une opinion contraire à
« celle de M. Barry ; elle ne juge pas fon-
« dée la théorie présentée par ce médecin, et
« croit particulièrement que les expériences
« avec la ventouse ne fournissent aucun appui
« à cette théorie. »

Partageant la manière de voir de MM. les rapporteurs de l'Institut sur les expériences par lesquelles M. Barry démontre l'influence de la pression atmosphérique sur les poumons, et celle de M. le professeur Laennec, premier rapporteur à l'Académie royale de Médecine , du Mémoire de cet auteur sur l'action de la ventouse dans les plaies empoisonnées , j'adopte son opinion sur l'influence de la pression dans l'inspiration ; je regarde la première expérience comme une preuve explicite de l'existence de la loi de la pression , à laquelle j'ai attribué une influence importante sur la circulation générale et capillaire. En effet, par son action sur la périphérie , la pression régit non-seulement la circulation veineuse , mais aussi la circulation capillaire ; mais dans les poumons , elle réagit sur toute la circulation , par une impression directe sur le sang veineux. Comment est-il certain, selon messieurs les commissaires , que l'acte d'aspiration ne s'étende pas jusqu'aux systèmes capillaires ? Ne suffit-il pas que le sang des capillaires arrive à son tour dans le thorax ? Il n'est visible à l'œil nu que dans les gros troncs, mais on aperçoit un véritable mouvement dans les capillaires , à l'aide du microscope solaire (1). Comme l'acte d'aspiration se répète de 16 à 20 fois dans une minute, ne s'ensuit-il pas né-

____

(1) Note de M. de Blainville.

cessairement que, dans un très-petit espace de temps, tout le sang veineux et capillaire est soumis à cet acte d'aspiration? Il est donc évident que cet acte s'étend jusqu'aux systèmes capillaires, et que ces systèmes reçoivent l'influence des lois physiques. Les cavités pulmonaires étant beaucoup plus étendues que la capacité du cœur, on conçoit comment les mouvements du cœur sont, relativement aux inspirations, dans la proportion de 3 à 1.

§ I.

Les expériences par la ventouse, dans les plaies empoisonnées, font suite aux épreuves connues de ce remède dans les maladies, et font connaître d'une manière spéciale son importance dans des cas d'empoisonnement ou de morsures d'animaux venimeux. Je crois, contre le sentiment de la commission, que les effets de la ventouse s'étendent jusqu'au cœur, et qu'ils atteignent également les dernières ramifications, soit artérielles, soit veineuses, et les systèmes capillaires ; j'ai même vu les fluides blancs se présenter sous la forme de gouttelettes, par l'action de la ventouse sur la peau.

Je ne suis point d'accord sur ces différents points avec M. Barry, qui rapporte exclusivement l'influence de la ventouse au système veineux, et qui de plus semble donner pour limites à cette influence les premières valvules des veines, soit dans la note qu'il a lue à l'Académie royale de Médecine, soit dans ses conversations avec MM. les commissaires. Je pense, au contraire, que la ventouse agit sur tous les points de la circulation et sur tous les fluides circulants dans des canaux libres d'engorgement : je crois même que dans les expériences où la ventouse dissipe les effets prononcés de l'empoisonnement sur les principaux appareils de l'organisme, elle étend manifestement son influence jusqu'au cœur, parce que, dans ces cas, le poison a dépassé le cœur droit, et qu'il a même été transmis par le gauche aux divers organes. C'est ce que tend à prouver l'analyse des matières excrétées après l'empoisonnement. (Expériences citées de MM. Magendie et Fodera.)

Mais la démonstration de l'influence de la ventouse sur le cœur appartient spécialement à l'application de la thérapeutique à la pathologie, et elle devient évidente toutes les fois qu'on administre ce remède, comme nous l'avons dit, dans la pléthore, l'inflammation et l'hémorragie. En effet, peut-on exiger une preuve plus convaincante de cette opinion, que l'effet de la ventouse dans les affections du cœur, soit essentielles, soit secondaires? Or, c'est ce qu'il est on ne peut plus facile de vérifier sous les conditions suivantes : la plus essentielle est de n'établir le diagnostic que sur la présence des symptômes de la pléthore ou de l'inflammation; ce sont, comme les anciens nous l'ont appris, la chaleur, la rougeur, la tumeur, la douleur; je pense qu'il faut y joindre le symptôme de la pesanteur, qui se remarque aussi constamment que les autres, et qui, souvent même, persiste après qu'ils ont plus ou moins perdu de leur intensité. Voilà pour les affections de la peau et du tissu cellulaire. Les autres symptômes sont ordinairement appelés sympathiques; ils résultent des désordres de la circulation générale, et sont rendus plus ou moins sensibles par les caractères très-variés de la fièvre; d'autres se rapportent aux fonctions diverses du cerveau et de la moelle épinière, des poumons, de l'estomac, et pour abréger, je passe ici leur énumération. On les voit céder à l'influence de la ventouse aussi facilement que les symptômes auxquels on reconnaît l'affection locale.

MM. les commissaires n'indiquent pas en quoi les systèmes capillaires sont indépendants de la pression, ni comment la grande circulation est plutôt subordonnée aux systèmes capillaires, qu'ils n'en dépendent eux-mêmes. Nous pensons précisément le contraire, prenant ici pour bases de notre opinion les notions les plus positives de l'anatomie, de la physiologie, et des autres branches de la médecine.

Le système artériel fournit aux systèmes capillaires le sang qui leur est nécessaire pour leurs diverses fonctions. On sait que ce sang a puisé dans les poumons la qualité essentielle qui le rend propre à entretenir la vie, et sans laquelle les capillaires ne pourraient conserver leur état physiologique. Le système veineux reprend aux capillaires la portion de sang qu'ils n'ont pas employée: dans ces deux circonstances, il est bien évident que les systèmes capillaires sont sous la dépendance de la grande circulation.

Dans l'exercice de chaque fonction, le système capillaire a, sans contredit, une action essentielle; mais c'est comme partie intégrante

de la circulation, et non comme agent principal et indépendant. Aussi la nutrition d'une
partie ou la nutrition générale peuvent être
suspendues, et plus ou moins changées en un
mouvement de décomposition partielle ou générale, sans mettre la vie en danger, comme
le prouve la maigreur qui survient dans la plupart des maladies; or, il n'en serait pas de
même si la respiration, si la grande circulation, sources de la circulation capillaire, étaient
seulement suspendues pendant un court espace
de temps; c'est ce que démontrent la lipothymie, l'asphyxie et la syncope.

La pathologie nous fait voir, il est vrai, que
les lésions des systèmes capillaires produisent
un trouble plus ou moins considérable dans la
grande circulation, selon l'intensité de la lésion,
et selon les différentes parties de ces systèmes
qui sont affectées. Il est important ici de distinguer le siége des capillaires. Dans les membres, la pléthore ou l'inflammation de ces systèmes compromettent rarement la vie, et celle-ci
peut même continuer après leur ablation. L'influence des lésions des capillaires sur la santé
est d'autant plus grande que les capillaires appartiennent à des organes plus importants, et
ceci s'applique plus particulièrement aux trois

viscères qui, selon Bordeu, forment le trépied de la vie, savoir : le cerveau, le cœur et le poumon. L'intensité de la lésion étant la même, la santé est moins compromise par l'altération des capillaires de l'estomac, de l'utérus, etc., que par celle de ces mêmes vaisseaux dans le cerveau, dans le poumon et dans le cœur. J'ai vu une pléthore soudaine du cerveau produire, pour la première fois, un violent accès d'épilepsie. Tel ne serait pas l'effet d'une inflammation cutanée ou muqueuse. La gravité des lésions des capillaires est donc en raison directe de l'importance des organes auxquels ils appartiennent. Aussi, tant que les capillaires de ces organes ne sont pas changés de composition, comme cela arrive dans toute inflammation qui s'est terminée par résolution, ils restent dans les conditions générales du système capillaire ; et par conséquent ils sont passibles des divers changements ou actions qu'on peut lui imprimer. Or, nous ne cesserons de le répéter, la ventouse dissipe soudainement les lésions des capillaires, quel que soit leur siége, dans la pléthore, l'inflammation et l'hémorragie, toutes les fois qu'elle est appliquée au début, et avant qu'il ne se forme dans ces vaisseaux une décomposition ou une dégé-

nérescence quelconque. Cette assertion qui,
pour moi, résulte d'une expérience journalière,
prouve le danger de la médecine expectante
dans ces divers états pathologiques. La résolution doit être le but constant des efforts du
médecin ; quand il est appelé trop tard, ce qui
n'arrive que trop souvent par la faute des malades, l'affection est beaucoup plus difficile à
dompter. La terminaison la plus heureuse alors
laisse, comme on sait, des traces durables qui
sont une occasion presque constante du développement de la même affection sous l'influence
des intensités atmosphériques ou autres. Ainsi,
j'ai vu un individu qui, dans l'espace de
douze années, avait été atteint de dix pneumonies. Adonné à des occupations sédentaires
et fatigantes, cet homme ne sortait de sa chambre que tous les huit jours ; le froid, et surtout le froid humide, l'incommodait beaucoup,
et c'était toujours sous les influences extrêmes
du vent, du froid et de l'humidité, qu'il con -
tractait sa maladie. Dans les dernières atteintes, les remèdes avaient une action bien plus
limitée que contre les premières : cependant le
malade n'y succomba pas.

Ainsi, l'uniformité de structure des systèmes capillaires, quels que soient la région ou

l'organe auxquels ils appartiennent; l'influence bienfaisante et constante de la ventouse et de quelques autres agents thérapeutiques, lorsque ces moyens sont administrés au début de la pléthore et de l'inflammation, me paraissent propres à démontrer que cette portion de l'appareil circulatoire est immédiatement soumise à la grande circulation, et que, dans les cas où les lésions des capillaires influent sur la circulation générale, en la troublant à différents degrés, cet effet tient moins à la nature et aux fonctions du système capillaire, qu'à la place qu'il occupe dans l'organisation.

§ II.

La pression atmosphérique, dans ses variations, concourt différemment à l'expansibilité des gaz, et à la gazéification des fluides de notre corps.

La transpiration insensible qui est permanente et les excrétions qui se font à de courtes périodes, sont l'expression manifeste d'un mouvement centrifuge, qui est en rapport direct, soit avec la pression de l'atmosphère, soit avec les autres agents généraux qui régissent le globe et auxquels par conséquent le corps humain est nécessairement soumis.

La pression atmosphérique influe sur ce mouvement centrifuge; un air rare favorise l'expansion; un air dense, au contraire, tend à la diminuer (1). Ces effets sont d'autant plus marqués que leurs causes respectives sont plus puissantes, ou qu'elles sont accompagnées de l'action de quelque autre force comme celle du calorique. Ainsi la rareté de l'air, unie à une température élevée, favorise doublement la transpiration ; un air dense et une température basse tendent au contraire à diminuer la vaporisation du corps par leur action centripète.

§ III.

La respiration étant nulle chez le fœtus, la pression atmosphérique n'agit pas directement sur les poumons, dans cette période de la vie. Le sang veineux ne reçoit donc pas cette impulsion qui concourt à l'aspiration de ce liquide dans le poumon, chez l'individu qui a vu le jour. Toutefois, le fœtus éprouve réellement,

(1) Lisez le voyage de Saussure au Mont-Blanc.

et d'une manière médiate, l'influence de la
pression sur tout son corps ; elle lui est trans-
mise par sa mère, et c'est une première con-
dition sans laquelle la vie n'aurait pas lieu chez
le nouveau-né, lors même que l'aspiration du
sang veineux s'opérerait.

Il résulte de ce fait que la circulation peut
se faire chez le fœtus à l'aide de la pression
médiate de l'atmosphère sur la périphérie, et
sous l'influence permanente de la gravité.

Il ne paraît pas que cette force qu'on appelle vitale, et qui nous est entièrement inconnue dans son essence, puisse seule présider
à la circulation. La sensibilité et l'irritabilité
par lesquelles on a pensé que cette force pouvait être appréciée, sont trop faibles, trop dé-
pendantes des causes extérieures et des circonstances hygiéniques ; elles sont trop sujettes
à varier dans leur développement, pour qu'on
puisse leur attribuer une influence prépondé-
rante sur une fonction d'une aussi grande importance dans tous les moments de la vie. Rien
ne démontre qu'elles soient propres à diriger
une opération qui nécessairement exige de puis-
sants moteurs, les liquides étant chez l'homme,
à l'égard des solides, dans la proportion de
huit à un ; les mouvements d'une telle quan-

tité de liquides ne peuvent émaner que d'une
cause dont la puissance soit en raison de leur
masse. L'innervation est nécessaire au mouvement du cœur ; le sang n'est pas moins nécessaire aux organes d'où naît l'innervation. De
plus, le fluide électrique est un agent essentiel de
l'innervation, et toutes les fois que la sensibilité
et l'irritabilité sont abolies depuis peu de temps,
comme dans l'asphyxie, elles se rétablissent facilement par le secours de l'électricité. (Voyez
mes expériences sur les lapins dans l'asphyxie,
Journal de Physiologie de Magendie, année 1821. page 67.)

Voilà, je crois, ce qu'on sait de plus positif
en physiologie sur ce sujet ; on ne peut donc
rapporter la circulation à la sensibilité, à l'irritabilité, ni au fluide électrique, comme à ses
causes premières : mais il est très-certain que
la circulation et l'influence nerveuse ne pourraient s'exercer sans la pression atmosphérique qui lie notre corps au globe terrestre,
sous l'empire de la loi de gravité.

Bien que la plupart des parties de notre
corps soient plus ou moins nécessaires à notre
existence, il est certain que les lois du globe
et les agents généraux nous sont encore plus
indispensables que certains attributs dont notre

corps est pourvu ; ce qui le prouve, c'est que la
vie continue encore pendant plus ou moins de
temps, lorsqu'ils sont détruits d'une manière
plus ou moins notable. J'en ai donné un exemple assez frappant dans l'observation de la
femme Gauthereau (mon Mémoire sur l'emploi du feu, édit. de 1819). A l'âge de 70 ans,
et après une apoplexie qui s'était terminée par
une hémiplégie, elle resta neuf mois privée de
la vue, de l'ouïe et des autres sens, de la connaissance, et du mouvement volontaire ; les
urines et les fèces sortaient involontairement ;
on la nourrissait en lui ingérant quelques aliments liquides dans la bouche. La cautérisation sincipitale lui rendit, dans l'espace de six
semaines, la jouissance de ses sens et de la santé,
à l'hémiplégie près, et cet heureux résultat s'est
confirmé pendant près de dix ans. Ainsi la
sensibilité et l'irritabilité peuvent être plus ou
moins anéanties sans que la mort ait lieu ; tandis que si les lois physiques et les agents généraux qui président à la circulation étaient
considérablement modifiés par rapport à nous,
la mort serait bientôt notre partage. On connaît les changements qui surviennent dans l'é-
tat normal de la santé chez l'homme qui se

place accidentellement dans un air beaucoup
plus rare que celui auquel il est habitué. Pour
peu que l'épreuve soit portée plus loin que ne
l'ont déjà subie la plupart des voyageurs qui
étaient animés de l'amour de la science, on
voit la vie prête à s'éteindre. MM. Zambeccari
et Grassetti, de Bologne, s'étant élevés dans un
ballon jusqu'à une hauteur telle que le baromètre descendit à huit pouces, ils tombèrent
dans un coma profond, avec perte de connaissance. Ils furent recueillis par des personnes qui,
ayant suivi des yeux leur ascension, les sauvè-
rent du double péril qu'ils couraient de succomber à l'apoplexie, et d'être submergés dans
la mer Adriatique. L'innervation et le sang
étaient donc altérés ici dans leur répartition, par
les changements opérés dans la respiration et la
circulation, par la trop grande rareté de l'air,
et par la diminution considérable de la pression
atmosphérique. L'observation vient à l'appui
de mon opinion sur la loi de la pression atmosphérique : on sait quels désordres graves et
variés l'aménorrhée détermine dans les différentes fonctions. Pour dissiper la cause et les
effets de cette maladie, il suffit de favoriser le
cours des règles, en temps et lieu convenables.

On atteint facilement ce but, en appliquant aux cuisses des ventouses sèches ou scarifiées.

Quand, au contraire, au lieu d'être ralenties ou supprimées, les règles sont trop abondantes, il en résulte toujours une grande faiblesse et quelquefois la métrite. Plus souvent peut-être la métrite est l'effet de l'aménorrhée. Alors il est on ne peut plus facile de suspendre l'un et l'autre accident par des ventouses sèches au dos, à la poitrine, aux épaules ; il suffit encore de faire poser trois ou quatre sangsues au sommet de chaque bras. Dans ces deux cas différents, et quant au succès de la médication, je parle seulement des affections commençantes. Cette pratique me paraît en quelque sorte infaillible, du moins c'est ainsi que je la juge, d'après une expérience de trente ans.

Est-il possible de ne pas voir dans ces faits une relation évidente de la circulation avec la loi de la pression atmosphérique, d'une part, et avec la loi de gravité, de l'autre ?

Dans la dysménorrhée, qui est constamment déterminée par une cause occasionelle, soit physique, soit morale, c'est l'influence de la loi de la pression qui, par l'impulsion qu'elle donne aux fluides du corps vers les régions supérieures, paraît surmonter l'action trop faible de la gra-vité sur ces mêmes fluides ; c'est ce qui résulte de la direction qui leur a été imprimée vers les régions inférieures du corps, par l'application faite dans ce sens des ventouses et des sangsues.

L'influence de la gravité (1) est plus remar-quable au contraire dans la perte et dans la métrite ; en donnant une impulsion ascendante au sang par les ventouses et les sangsues placées aux régions supérieures du tronc, on réprime les effets trop intenses de la gravité.

Très-sensibles contre les accidents récents, les effets de ces modes de médication peuvent en-core s'obtenir dans les pertes qui accompagnent les maladies organiques de l'utérus ; mais ils ne sont qu'instantanés lorsqu'il s'est écoulé assez de temps pour produire la prostration des forces et le marasme.

§ IV.

Au reste, les effets de la ventouse ont cet avantage que le raisonnement peut les éclairer,

____

(1) Voyez le Mémoire de M. Isidore Bourdon sur la pesanteur.

attribut qui manque à la plupart des agents thérapeutiques. En effet, lorsqu'on emploie la kinine, l'opium, l'émétique, pour dissiper la fièvre, des douleurs, ou pour exciter le vomissement, tout ce qu'on sait sur l'action de ces remèdes et sur leurs effets, se borne absolument au fait; on ignore pourquoi la kinine fait cesser la fièvre, pourquoi l'émétique produit le vomissement, et ainsi de même de beaucoup d'autres médicaments. Quant à la ventouse, ce n'est point un agent chimique capable de se combiner avec nos parties, et quoiqu'elle agisse mécaniquement, ce n'est point un agent physique ordinaire, tels que les corps inertes doués d'une cohésion plus ou moins forte, et dont les chocs peuvent blesser nos organes; la ventouse n'est point non plus un agent d'irritation, mais de dérivation; c'est un mode universellement employé par la nature pour déplacer les liquides dans leurs vaisseaux organisés; c'est ainsi que l'enfant, par la succion, fait sortir le lait du sein de sa mère, que beaucoup d'insectes s'approprient les liquides des diverses parties des fleurs, etc. Cela est tellement vrai, que sans le poids de l'atmosphère, il n'y aurait ni succion, ni possibilité de former aucun vide, ni par conséquent faculté d'appliquer la ventouse.

Celle-ci est donc une conséquence nécessaire de la pression atmosphérique ; c'est la pression elle-même dirigée par la main de l'homme : or, son importance ne peut être relative qu'à celle de la pression elle-même, et comme il est bien démontré que notre corps (pour un homme de taille ordinaire) supporte un poids d'air d'environ **33,604** livres, qui est certainement une cause principale de la circulation, il est indubitable, même *à priori*, que la ventouse doit apporter de grandes modifications dans les systèmes circulatoires.

Si, par la pression qu'elle exerce sur la périphérie du corps et par l'aspiration simultanée qu'elle fait du sang veineux dans le thorax, l'atmosphère influe tellement sur la circulation que, sans elle, celle-ci n'existerait pas plus qu'un effet sans sa cause ; ne s'ensuit-il pas que la ventouse est un moyen certain de modifier la circulation dans des proportions absolument relatives à l'étendue des surfaces du corps qu'elle peut recouvrir, et à la durée de son application ? Si l'on appliquait des ventouses sur la plus grande partie de la surface cutanée, on parviendrait certainement à balancer l'acte d'aspiration ; mais cet acte se faisant sur les gros troncs veineux, pour que la ventouse, qui n'agit que sur les capillaires, pût la modifier, il faudrait appliquer la ventouse sur une assez grande surface pour que le grand nombre des capillaires ou de leurs petits diamètres représentât le diamètre beaucoup plus considérable des troncs veineux.

On voit par là que l'action de la ventouse est susceptible d'une démonstration rigoureuse, et qu'il est possible de l'employer dans les maladies, d'une manière beaucoup plus rationnelle qu'aucun médicament. Ce remède, par la généralité de son action, ne peut être comparé qu'au calorique, au fluide électrique, et aux moyens de modifier la pesanteur.

Enfin, l'étendue de l'influence de la ventouse, et l'explication de ses effets, me paraissent rendre ce remède très-propre à donner la plus grande certitude possible à la médecine.

*Extrait du Journal de Physiologie expéri-
mentale de M. Magendie. —* Octobre 1821,
page **379**,

PAR M. GONDRET,

SUR L'EMPLOI DE L'ÉLECTRICITÉ POUR REMÉDIER
AUX EFFETS DES COMMOTIONS DU CERVEAU.

Pendant mon séjour en Ukraine, en septembre 1819, un homme de trente ans, d'une
constitution robuste, étant tombé de cheval, fut
trouvé sans vie trois heures après son départ,
et à peu de distance du château d'où il était
sorti. Il était sans mouvement, sans pouls, ni
respiration; il avait au front une plaie contuse
sans enfoncement apparent des os du crâne; la
face et les extrémités étaient froides; le tronc
présentait encore un degré de chaleur peu inférieur à celui de l'état naturel. J'ouvris la veine
sans aucun résultat : j'obtins plusieurs onces de
sang par l'application des ventouses scarifiées
derrière les oreilles et le cou; je fis faire des
frictions sur tout le corps; mais ces moyens
furent inutiles. Le seul mouvement vital que je
crus reconnaître fut un resserrement peu sen-

sible et passager de la pupille; rien ne put rappeler cet homme à la vie.

Cette inefficacité des remèdes que j'avais employés me fit vivement regretter de n'avoir pas à ma disposition un appareil voltaïque, pensant que le fluide électrique aurait pu ranimer cet homme, dans le cas où la vie eût été simplement suspendue par la commotion du cerveau. Je m'étais dès lors proposé de faire, à mon retour à Paris, quelques expériences sur des animaux, tendant à déterminer le degré d'utilité de l'électricité dans des cas analogues.

Dans ce dessein, j'ai fait, il y a quelques mois, les deux épreuves suivantes :

1° Ayant saisi par les membres postérieurs une jeune femelle de lapin, je lui portai plusieurs coups sur l'occiput, avec le côté interne de la main. L'animal jeta un cri, fit des mouvements convulsifs, tomba dans le carus, et ne donna plus d'autre signe de vie qu'une respiration rare et convulsive.

Dans cet état très-voisin de la mort, j'établis, à l'aide d'une cuve voltaïque de trente plateaux, un courant électrique entre l'occiput et les divers points de la colonne vertébrale. Il en résulta des contractions soudaines qui cessaient avec l'action de la cuve. Abandonné à lui-

13

même, l'animal retombait dans un état de mort imminente; les yeux étaient immobiles et ternes. Après avoir vainement attendu pendant deux heures des effets plus intenses de ce procédé, je fis passer le courant électrique entre le nez, les yeux, le conduit auditif d'une part, et toute la longueur de l'épine de l'autre. Il se manifesta bientôt des mouvements de totalité; l'animal sauta et fit des mouvements irréguliers de progression. Il suffit d'une demi-heure pour le rappeler à la vie. Trois heures plus tard, il mangeait et paraissait se bien porter. L'œil droit, qui avait principalement servi à l'expérience, resta phlogosé pendant trois semaines, et redevint habile à la vision.

2° Je pris par la région lombaire une femelle de lapin beaucoup plus forte que la première, et lui donnai sur l'occiput plusieurs coups violents qui la mirent aussitôt dans un état de mort apparente. Elle ne conservait plus que des mouvements rares et convulsifs de la respiration. A la violence des chocs et à l'état qui s'en était suivi, le paysan qui m'avait apporté cet animal, jugea qu'il était impossible de le rétablir, étant habitué à voir les lapins qu'il assomme pour le marché succomber à des secousses moins violentes. Il était neuf heures du matin. Le

courant électrique, entretenu pendant quatre
heures d'après les procédés ci-dessus décrits,
ne produisit que des mouvements convulsifs
peu développés, et qui, à chaque instant, deve-
naient plus faibles. Je désespérais du succès de
cette entreprise, et d'ailleurs je ne voulais pas
mettre à nu les gros troncs nerveux. Sachant
que l'épiderme pouvait être un obstacle au libre
passage du fluide électrique à travers les organes, je déterminai, dans l'espace de quelques
minutes, une vésication sur toute la longueur
de la colonne vertébrale, au moyen de la pommade ammoniacale. L'animal ne manifesta aucune sensibilité pendant l'action de ce topique;
mais aussitôt que le courant électrique fut rétabli entre l'œil, le nez, le conduit auditif et la
peau privée de son épiderme, il y eut des mouvements rapides et généraux de progression et
d'élévation. Bientôt l'animal se redressa sur les
pattes antérieures, les postérieurs n'ayant pas
recouvré leur mouvement. Au bout d'une heure
les oreilles étaient redressées, et la respiration
moins fréquente. J'abandonnai le lapin dans
cet état; le soir, il prit quelque nourriture. Le
train postérieur resta comme paralysé pendant
trois ou quatre jours, probablement parce que,
dans la première partie de l'expérience, j'avais

comprimé la région lombaire. L'œil droit, d'abord enflammé, demeura privé de la vision, et s'atrophia. L'animal ne parut bien portant que huit jours après.

Ces deux femelles ont eu depuis une ou deux portées.

Admettant que ces expériences soient répétées avec le même succès, ne serait-il pas convenable d'employer le fluide électrique dans les accidents récents de commotion cérébrale et d'asphyxie, concurremment avec les autres agents thérapeutiques?

L'épiderme qui revêt le visage de l'homme permet, par sa finesse, le libre passage du courant électrique; on ne serait par conséquent pas obligé d'intéresser les yeux comme je l'ai fait sur les animaux.

Il est facile de faire pénétrer le fluide électrique à travers le tronc et les membres, au moyen de la cuve voltaïque, après avoir produit la rubéfaction ou la vésication par le frottement et par différents épispastiques.

Nous avons fait, MM. Pouillet, Roulin et moi, il y a quelque temps, plusieurs expériences qui se rapportent parfaitement avec celles de M. Gondret.

En étudiant les effets de la pile voltaïque sur les animaux, nous avons trouvé qu'on pouvait ramener à la vie un animal plongé dans l'eau pendant plus d'un quart-d'heure, et ne donnant aucun signe d'existence. Mais il faut de la persévérance, car les premiers mouvements de respiration ne se manifestent quelquefois qu'après une demi-heure ou trois quarts-d'heure d'action de la pile.

Sous ce point de vue, il serait d'une grande importance d'introduire une forte cuve électrique parmi les moyens dont l'autorité dispose pour venir au secours des noyés, asphyxiés, etc.

(M.) Magendie.

Depuis la publication de ces expériences, j'ai produit l'asphyxie sur des lapins par des chocs capables de déterminer la commotion cérébrale, et, au lieu d'employer l'électricité, j'ai rappelé ces animaux à la vie par le moyen d'une ventouse scarifiée que j'avais placée à la nuque.

OBSERVATIONS.

Voici maintenant les faits sur lesquels j'ai basé ma réfutation du rapport de M. Adelon; si le lecteur me suit dans les divers cas où j'ai fait usage de la ventouse, il se convaincra facilement de quel secours elle peut être dans le traitement de la plus grande partie des maladies, et du tort qu'ont beaucoup de praticiens en refusant de l'employer plus fréquemment qu'ils ne l'ont fait jusqu'à ce jour. Je désire donc que ces faits que je rapporte, dans l'intérêt de la science et de l'humanité, fassent impression sur le médecin, et que leur évidence l'engage à substituer cette méthode à une pratique toujours plus lente et souvent moins décisive.

Ire OBSERVATION.

ASPHYXIE VOLONTAIRE PAR LE GAZ ACIDE CARBO-
NIQUE. — VENTOUSES PROFONDÉMENT SCARIFIÉES
A LA NUQUE.

Observation communiquée par M. le Dr Chardon
fils. — *Gazette de Santé*, 25 mars 1829,
page 69.

Madame....., âgée de trentre-quatre ans environ, d'une bonne constitution, était sujette,
depuis six ans, à des douleurs vives et continues
au sinciput; on avait employé en vain, pour la
soulager, toutes les ressources de la médecine.
Désespérée de son état, elle conçut le projet de
s'asphyxier, et, à la suite de grandes contra-
riétés domestiques, mit son dessein à exécution.
Elle avait disposé, à cet effet, dans sa chambre
à coucher, un fourneau plein de charbon
allumé. Une circonstance heureuse éveilla les
soupçons de sa famille, de manière que madame...... fut interrompue dans ses tentatives
de suicide. J'arrivai à son secours quelques
instants après; on l'avait déjà exposée à l'air;
voici l'état dans lequel je la trouvai: la face et

les lèvres étaient d'un rouge violet; les paupières étaient fermées, la pupille dilatée; les
membres flexibles et sans mouvement, obéis-
saient à la plus légère impulsion. Le cœur et le
pouls battaient encore; perte totale de connaissance. Je desserrai aussitôt la malade. Je fis
relever la tête et la poitrine, et plaçai alternati-
vement sous son nez des allumettes souffrées
en ignition et un flacon plein d'ammoniaque
liquide. Ces moyens, employés sans relâche,
aidés de frictions avec le vinaigre sur les bras
et les jambes, de sinapismes fortement aiguisés
et d'une potion aromatique excitante à l'intérieur, n'eurent aucun résultat. Le pouls, au
contraire, devenait de plus en plus faible. Per-
suadé que la congestion cérébrale était la principale cause de ces symptômes, j'appliquai à la
partie inférieure et postérieure du cou plusieurs
ventouses profondément scarifiées à l'aide de la
pompe et du scarificateur. J'avais à peine tiré
quelques onces de sang, que la malade ouvrit
les yeux et la bouche, et fit une profonde inspiration. Je retirai la ventouse après avoir obtenu
une palette et demie de sang environ; bientôt
la malade manifesta son réveil par des inspirations répétées, par des mouvements convulsifs,
et enfin répondit, quoique très-brièvement, aux

questions que je lui adressai. Je lui fis administrer de nouveau quelques cuillerées de la potion, et peu à peu le calme se rétablit entièrement. Madame...... se mit sur son séant, se plaignit de cuissons aux jambes et aux pieds, et dès lors jouit sans interruption de toutes ses facultés.

Cette observation paraît d'autant plus intéressante qu'elle confirme les idées émises dans ces derniers temps, par quelques médecins, sur les propriétées délétères de l'acide carbonique. Jusqu'alors on avait considéré l'asphyxie par ce gaz comme négative, c'est-à-dire comme produite par défaut d'oxigène ; mais les remarques de MM. Roche et Fodera, les expériences plus récentes de M. Collard, ont démontré que, dans ce cas, le gaz acide carbonique exerce une action particulière sur le cerveau, et qu'il détermine consécutivement la congestion de cet organe.   (*N. du R.*)

2ᵉ OBSERVATION.

HÉMORRAGIE CÉRÉBRALE.

Une jeune fille de vingt-trois ans, d'une forte constitution, était depuis plusieurs mois au

service d'une dame qui fréquentait la société et
ne rentrait que fort avant dans la nuit. Pendant l'hiver, cette domestique attendait sa maîtresse chaque jour jusqu'à deux heures du matin. Elle s'endormait la tête posée sur le marbre
échauffé d'un poêle. Bientôt les règles diminuèrent, et avec ce changement il se manifesta de la
chaleur, de la pesanteur à la tête, des étourdissements et de la somnolence. Vers le printemps,
elle éprouva les symptômes d'une hémorragie
cérébrale forte dont elle guérit par l'effet des
saignées, des ventouses scarifiées et des émétocathartiques. Je lui conseillai de faire usage de
tous les moyens qui pouvaient favoriser l'écoulement menstruel, tels que ventouses sèches aux
cuisses, sangsues à la vulve et aux cuisses,
pédiluves irritants, laxatifs. La malade ne tint
pas compte de mes avis, et elle succomba, quelques mois après, à une seconde atteinte d'apoplexie.

IIIe OBSERVATION.

ÉRYSIPÈLE DE LA FACE.

M. Tariot, agé de cinquante-trois ans, artiste
de la chapelle du roi, d'une bonne constitution

dans laquelle paraît dominer le tempérament bilieux, éprouvait depuis plusieurs jours de la douleur, de la chaleur et de la pesanteur à la tête.

Le 15 juillet 1819, érysipèle considérable de la face avec accroissement de symptômes ci-dessus énoncés : fièvre, délire. Une ventouse mouchetée fait sortir de la nuque cinq à six onces de sang, et fait disparaître la fièvre et la plus grande partie des symptômes cérébraux.

16. On réapplique la ventouse à la nuque.

17. Laxatif au moyen de deux onces d'huile de ricin.

20 juillet. Commencement de la desquamation.

21. On réitère l'emploi de l'huile de ricin.

1837. L'érysipèle n'a pas eu de récidive.

IVe OBSERVATION.

PNEUMONIE.

En septembre 1819, me trouvant au château de madame la générale de Korsakow, à Troestinietz, dans le gouvernement de Charkow en Russie, je fus invité à visiter le nommé Minow, homme d'environ trente ans, qui, la veille, en courant à toutes jambes, avait fait une chute dans laquelle sa poitrine avait heurté un amas de corps très-durs.

Le malade avait passé la nuit sans sommeil et dans l'orthopnée. — La respiration est très-courte, le malade se plaint d'un poids énorme sur la poitrine, il respire on ne peut plus difficilement, la toux est rare et douloureuse, les crachats sont rares, muqueux avec stries d'un sang vermeil, le corps est couvert de sueur, le pouls est fréquent, fort et inégal; la langue est sèche et rouge.

Je place sous l'omoplate gauche une large ventouse scarifiée, par laquelle il sort cinq à six onces de sang; le malade étant soulagé, je fais de nouvelles applications sur différents points du thorax. — Après que le malade eut perdu de la sorte vingt onces de sang, les symptômes locaux et généraux avaient disparu. — Il a suffi de la diète pendant deux jours pour opérer la guérison complète du malade.

5e OBSERVATION.

PHLEGMON.

Le mois suivant, et dans le même lieu, je fis une nouvelle observation. M. de Grinewitch, jeune seigneur polonais, fit une chute sur la tubérosité ischiatique gauche. La douleur qu'il ressentit fut des plus vives. Croyant l'appaiser, il fit sur la partie malade beaucoup de frictions avec de l'eau de Cologne. Il se développa le soir même une tumeur volumineuse occupant toute la fesse gauche, avec insomnie et fièvre forte.

Appelé le lendemain auprès du malade, je le trouvai dans l'état suivant : pouls plein, dur, fréquent, soif, anxiété ; la fesse gauche avait acquis un volume considérable ; elle était rouge, brûlante, très-pesante, tous les pores paraissaient extrêmement dilatés ; la partie correspondante à la tubérosité ischiatique formait une espèce de cône qui indiquait la formation imminente d'un foyer purulent.

Pensant qu'il était encore temps de résoudre cette inflammation par des dérivations immédiates, j'appliquai des ventouses mouchetées, non sur le centre de la tumeur qui était excessivement douloureux, mais sur toute la circonférence, que je parcourus successivement.

Les symptômes diminuèrent à un tel point, qu'au bout d'une demi-heure, la douleur centrale était évanouie, et que je pus appliquer une ventouse mouchetée sur le lieu qu'elle occupait. Il y eut une évacuation de 15 à **20** onces de sang, après laquelle tous les symptômes locaux et généraux disparurent. Je recommandai au malade de ne se coucher pendant 48 heures que sur le côté droit; je le tins au régime pendant le même espace de temps, et la guérison fut complète.

5e OBSERVATION.

PLEURITE ET PÉRITONITE.

En descendant de cabriolet, M. de Portetz fit une chute sur le côté gauche. Il en ressentit d'abord une douleur vive qui ne tarda pas à se calmer. Cependant il avait perdu l'appétit, et il fut obligé de quitter la table à cause de la violence des douleurs.

Rentré chez lui, on lui fit, sur le côté douloureux, des applications de cataplasmes et de nombreuses sangsues qui le soulagèrent notablement. Il restait toutefois une douleur supportable et une légère oppression. Au bout de cinq à six semaines, ces symptômes persistaient encore; ils acquéraient de l'intensité par moment.

M. de Portetz dormait mal, se trouvait très-souffrant, et désirait beaucoup se débarrasser d'une indisposition qui commençait à prendre un caractère inquiétant.

Deux à trois ventouses scarifiées, quelques ventouses sèches, des frictions de pommade ammoniacale et un laxatif, administrés successivement et dans l'espace de quelques jours, rétablirent complètement la santé de M. de Portetz.

6e OBSERVATION.

HÉMORRAGIE UTÉRINE.

Mme *** étant au troisième jour de ses couches, eut une perte si considérable qu'elle semblait près d'y succomber. Pâleur extrême, sueur froide, vertiges, paroles excessivement faibles. Appelé en l'absence de l'accoucheur, je posai une large ventouse sèche entre les deux épaules : au bout d'un quart-d'heure, la malade me dit sentir que la perte était arrêtée. Le lendemain, douleurs très-aigues dans l'abdomen avec météorisme : les lochies coulent sans excès. Je fis faire sur tout le ventre des applications successives et alternatives de ventouses sèches et de

pommade ammoniacale au degré rubéfiant, et
m'attachai à ces médications en raison du soulagement qu'elles procuraient. Je les continuai
jusqu'au neuvième jour où la malade était rétablie. Comme elle avait perdu une quantité
considérable de sang, elle ne recouvra entièrement ses forces qu'au bout de deux mois.

7ᵉ OBSERVATION.

CONGESTION CÉRÉBRALE SANGUINE AVEC FIÈVRE INTERMITTENTE QUOTIDIENNE.

M. Alphonse Buchére, étant à l'âge de seize
ans, éprouvait depuis plusieurs mois tous les
phénomènes d'un développement rapide.

Le 20 novembre 1821, à 9 heures du soir, il
eut, pendant une demi-heure, un violent frisson
qui fut accompagné d'un grand mal de tête,
de coma-vigil et suivi de chaleur, de sueur et de
loquacité.

Le 21 au matin, état naturel en apparence ;
à huit heures du soir, accès semblable à celui
de la veille. Averti dès le matin du 22 novembre, je trouvai M. Buchére mangeant un po-
tage avec peu d'appétit ; je le mis à la diète et à

l'usage d'une infusion de petite centaurée, me
proposant d'observer l'accès du soir; il commença vers six heures, et ce fut à dix que je
vis le malade. Voici quel était son état : face
très-rouge et gonflée; céphalalgie générale
plus intense à la bosse frontale droite, coma-
vigil complet, pesanteur de tête si prononcée
que le malade a de la peine à soulever cette
partie; pouls accéléré, plein et dur. Je pose à
la nuque une ventouse dans le but de dissiper
la pléthore de la tête, et tire environ une demi-
once de sang. Au bout d'un quart-d'heure, tous
les symptômes locaux et généraux étaient effa-
cés. M. Buchère s'endormit paisiblement et se
trouva le lendemain dans le même état de santé
qu'auparavant l'invasion de la fièvre.

8ᵉ OBSERVATION.

CONGESTION SANGUINE DU COEUR AVEC FIÈVRE
TIERCE.

M. le général Péridon, âgé de cinquante ans,
et d'une bonne constitution, qui avait résisté
aux fatigues de la guerre, éprouvait, depuis
deux mois, les symptômes d'une fièvre tierce.
Il avait inutilement fait usage des amers et

14

d'une assez grande quantité de sulfate de quinine. La fièvre persistait et de plus l'embonpoint et les forces du général avaient beaucoup diminué. Lorsqu'il me consulta, j'auscultai le thorax, et je crus reconnaître un excès de force et un peu d'irrégularité dans les mouvements du cœur, sans isochronéité, avec les pulsations de la radiale. Comme aux autres symptômes se joignait un sommeil léger, interrompu par des palpitations, je pensai qu'il existait, sinon un anévrisme du cœur, du moins une congestion sanguine fixée sur cet organe. Ayant placé sous l'omoplate gauche une ventouse, par laquelle je fis sortir trois ou quatre onces de sang, je produisis un calme subit dans la circulation et un bien-être que M. Péridon n'avait pas éprouvé depuis deux mois. Je conseillai l'usage fréquent de larges ventouses sèches appliquées chaque jour sur les reins, les lombes, le bassin et les cuisses. A ces moyens j'ajoutai la prescription d'un régime délayant et d'une nourriture légère. La fièvre ne revint plus, les palpitations cessèrent, et les forces ne tardèrent pas à se relever. Après quinze jours de traitement, j'envoyai le malade aux bains de mer, qui rétablirent complètement les forces.

9ᵉ OBSERVATION.

M. le docteur Sedillot, âgé de 68 ans, était sujet à des accès violents de néphrite; il parvenait à s'en guérir au moyen de la diète, de remèdes émollients et de saignées du bras qu'il renouvelait jusqu'à six et sept fois. Je l'avais prévenu que, déjà plusieurs fois, j'avais fait disparaître subitement tous les symptômes de la néphrite en plaçant au périnée une ventouse scarifiée. Dans un accès très-intense de cette affection, il s'était fait saigner du bras cinq fois sans avoir obtenu de soulagement; il m'adjoignit à une réunion de médecins distingués. Je proposai la ventouse, me fondant sur l'expérience que j'avais de ses bons effets et sur l'opportunité de ce remède relativement à la disposition anatomique des parties lésées. En effet, le périnée est le point le plus inférieur de la ligne parcourue par l'inflammation. Tous les consultants s'accordaient à reconnaître que la pierre, engagée, selon toute apparence, dans l'uretère, y produisait un inflammation très-aiguë, et de plus la tension du ventre, la fièvre, l'anxiété, etc. Comme le sang présentait la couenne, dite inflammatoire, et que j'étais le seul de mon avis, on arrêta qu'il serait fait de nouvelles saignées du bras. On en fit trois, après lesquelles l'état du malade avait sensiblement empiré. En désespoir de cause on me laissa faire. J'appliquai sur le périnée une ventouse moyenne, ovale, armée de la pompe aspirante. J'imprimai des mouvements lents au piston. Dès que l'instrument fut mis en action, la douleur commença à diminuer, et au bout d'un quart-d'heure elle fut tout-à-fait évanouië. Le malade rendit la pierre dans la même journée.

Depuis dix ans M. le docteur Sedillot n'a eu que de légers accès de néphrite, qu'il a fait disparaître facilement par le même moyen.

Arrêtée de Cappadoce conseille, dans ce cas, la ventouse à la région des reins ; ce moyen m'a été utile dans ce lieu, mais beaucoup moins qu'au périnée.

10ᵉ OBSERVATION.

VENTOUSE.

M. Cauet, âgé de cinquante ans, d'une bonne constitution, avait éprouvé en 1806 une otite violente du côté droit. Il y avait depuis cette époque un suintement habituel par cette oreille, et le sens de l'ouïe s'y était un peu affaibli.

1er février 1819, il m'offrit les symptômes suivants: suppression de l'écoulement de l'oreille, douleur vive et lancinante dans son intérieur, céphalalgie continuelle, insomnie; pouls fréquent, fort et dur, langue humide, rougeur et gonflement de toutes les parties de la conque.

Application d'une ventouse scarifiée derrière l'oreille malade; son effet diminue sur-le-champ les symptômes inflammatoires et la fièvre; diète légère, prescription de dix sangsues à l'anus, dans la vue de dégorger la veine-porte, et de rappeler des hémorroïdes qui s'étaient quelquefois montrées.

2 février, sixième jour, la fièvre et la céphalalgie se sont dissipées. La douleur de l'oreille subsiste encore, mais d'une manière supportable. Ventouse scarifiée comme la veille.

3 février, septième jour, la douleur et tous les symptômes qui l'accompagnaient se sont évanouis. L'oreille droite présente de nouveau l'écoulement auquel elle était sujette.

11e OBSERVATION.

VENTOUSE.

M. Michel, âgé de soixante ans, d'un tempérament nervoso-sanguin, d'une santé délicate, sujet au catarrhe pulmonaire, éprouva un refroidissement le 7 mai 1818, et s'enrhuma. Le 10 du même mois, étant de service au château des Tuileries, il fut exposé pendant plusieurs heures à un courant d'air froid.

Le 11, toux fatigante, très-fréquente, expectoration rare de crachats muqueux d'un jaune verdâtre, avec quelques stries de sang ; voix rauque, respiration gênée ; le pouls donnait soixante-dix pulsations par minute ; langue humide, appétit.

Médicaments gommeux, diète légère.

Le 12, nuit calme, point de sommeil, céphalalgie.

Le 13, insomnie, exaspération des symptômes, crachats sanguinolents, douleur avec chaleur à la partie antérieure de la poitrine, pouls fréquent.

Application d'une ventouse scarifiée sur le lieu douloureux; évacuation d'une once et demie de sang. A l'instant même la douleur et l'oppression se dissipent, la toux devient plus rare; diète sévère.

Le 14, nuit paisible, expectoration facile, crachats purement muqueux. Convalescence.

12ᵉ OBSERVATION.

Madame de Montulé, âgée de trente-deux ans, est sujette à l'hémoptysie. Accouchée depuis trois mois, elle attendait encore le retour du flux menstruel.

28 mai 1817, elle éprouva les symptômes suivants :

Frissons et tremblement pendant une heure, fièvre violente avec oppression, toux, douleurs générales de la poitrine et aphonie.

2 juin, quatrième jour, l'intensité de la maladie détermine à m'appeler.

Aux symptômes ci-dessus se joignent une douleur vive au côté droit, et l'expectoration d'environ dix onces de sang vermeil.

Boissons adoucissantes, diète sévère, huit sangsues à l'anus, topique ammoniacal sur le point douloureux.

3 et 4 juin, mieux sensible, crachats muqueux avec le caractère de la coction.

Le 5, septième jour, la malade s'est levée le soir, a reçu des visites, et s'est livrée à la conversation ; retour du frisson, de la fièvre, des douleurs de poitrine ; les crachats sont mêlés d'un sang vermeil.

Le 6, huitième jour, nuit très-agitée, grande intensité des symptômes, coloration très-marquée des joues, aphonie complète. Application de ventouses scarifiées dans le dos. Evacuation de deux à trois onces de sang.

Le 7, neuvième jour, la malade a passé une bonne nuit, la fièvre est dissipée, la respiration libre ; les crachats sont redevenus muqueux.

Le 8, dixième jour, convalescence.

13ᵉ OBSERVATION.

M***, né à Abbeville, âgé de vingt ans, d'un tempérament sanguin, est très-sujet à l'épistaxis. Il a eu deux pneumonies dans lesquelles il a pensé perdre la vie.

1ᵉʳ avril 1817. Depuis huit jours, le malade tousse et est mal à son aise. Il présente les symptômes suivants :

Frissons dans toutes les parties du corps, oppression, douleur aiguë au côté droit du thorax, crachats muqueux et sanguinolents, face très-colorée.

Langue jaune, humide; nausées, bouche amère, haleine fétide; prescription de boissons mucilagineuses et d'une once de manne, vésicatoire ammoniacal sur le point douloureux.

Le 2, neuvième jour; l'oppression et la douleur sont diminuées.

3, 4, 5, 6, l'inflammation paraît dissipée, la fièvre continue avec pesanteur de tête, loquacité, léger délire, langue sèche et rouge, face colorée, pouls fréquent et mou. Vésicatoires ammoniacaux aux cuisses et aux jambes.

8, le pouls est toujours fréquent, mais un peu plus fort. Ventouses scarifiées aux cuisses et aux jambes ; évacuation d'une once et demie de sang.

9, nuit bonne, hémorragie nasale de deux à trois onces de sang ; rémission de tous les symptômes, urines briquetées.

10, dix-septième jour, appétit, convalescence.

14ᵉ OBSERVATION.

Madame Fuson, femme d'un élève en médecine, âgée de 23 ans, d'une taille svelte et d'une santé délicate, était mariée depuis un an.

En novembre 1810, malade depuis près de deux mois, il y avait trente jours qu'elle était alitée. C'est à cette époque que je la visitai pour la première fois. Elle était dans l'état suivant :

Maigreur extrême, toux fréquente, accompagnée d'oppression et d'une quantité étonnante de crachats muqueux , puriformes. Sueurs copieuses , épigastralgie.

Le pouls était très-accéléré et de plus tellement irrégulier, inégal , ainsi que les battements du cœur, qu'on pouvait présumer l'existence d'une maladie de cet organe.

La malade , depuis plus d'un mois, vomissait toute espèce de boissons ou d'aliments.

Les garde-robes étaient rares , les règles n'avaient pas eu lieu depuis la maladie ; le ventre était aplati , assez souple, sans aucun signe de météorisme.

Quelque fâcheux que me semblât le pronostic à déduire de ces divers groupes de symptômes, je dus chercher à reconnaître l'enchaînement des effets avec leurs causes.

La constipation fixa mon attention : la maladie était trop peu ancienne pour que la suppression des règles fût causée par une phthysie muqueuse, quelque spécieuse que fût l'apparence à cet égard. Je pensai que le resserrement du ventre pouvait déterminer les vomissements, et qu'il pouvait dépendre lui-même d'un état particulier de la matrice. D'ailleurs, la première chose à faire et la plus facile aussi, était

d'obtenir des déjections alvines, pour donner
à l'estomac plus de liberté. Vainement faisait-
on usage de lavements émollients, légèrement
irritants. J'en ordonnai un avec la décoction
d'un gros d'ipécacuanha en poudre, et je recommandai à la malade de le garder un quart-
d'heure si elle le pouvait. Après quelques coli-
ques il sortit des matières fécales abondantes,
noires et enveloppées de mucus intestinal. Le
même jour, la malade ayant des nausées et des
vomissements continuels, bien qu'on ne lui
donnât à boire que le moins possible, il me vint
dans l'esprit de lui mettre des ventouses sèches,
cherchant, par ce moyen, à faire une légère
diversion. Je prends un verre à boire, faute du
véritable instrument; j'y verse un peu d'eau de
Cologne, que j'enflamme, et je le fixe au-dessus
de l'ombilic. Je crus d'abord que la malade ne
pourrait supporter ce remède à cause de l'oppression qui ne la quittait pas. Elle s'y habitua
au bout de trois à quatre minutes, et je profitai
de cette disposition pour laisser le verre pendant une demi-heure. Depuis ce moment, la
malade se trouva soulagée de l'oppression et du
mal d'estomac, et elle n'eut plus de vomissements. J'ordonnai des frictions sur l'épigastre

avec le liniment volatil, et prescrivis un peu de
gelée animale.

Le lendemain la malade se ressentait encore
du léger soulagement qu'elle avait éprouvé la
veille ; la gelée fut digérée, mais la constipation
se prononça de nouveau, et avec elle des nausées
dont je prévins les suites par l'application de la
ventouse. Le même lavement fut donné tous les
deux jours et il procura, dans l'espace d'une
semaine, l'évacuation d'une énorme quantité
de matières de même nature que les précédentes.

Cependant la digestion commença à se faire
d'une manière profitable ; les sueurs, les crachats diminuèrent graduellement ; les lipothymies disparurent, et successivement les palpitations, la fièvre et jusqu'à la toux. Au bout
de trois semaines la malade fut hors de danger.

Ce ne fut qu'après un mois de guérison que
je connus parfaitement la principale cause de la
maladie. Madame Fuson était enceinte, et, au
temps voulu par la nature, elle mit au monde
un garçon bien constitué. 1837. Je sais qu'elle
a continué à jouir d'une bonne santé.

15ᵉ OBSERVATION.

Monsieur **X**... âgé de seize ans, d'une haute stature, et d'une force au-dessus de son âge, livré avec ardeur aux études sérieuses d'une éducation solide, avait remarqué dans la rue une femme qui avait le malheur d'être tombée dans un accès violent d'épilepsie. Emu de compassion pour cette infortunée, il pria quelqu'un de l'aider à la transporter dans un corps-de-garde, espérant qu'il serait possible, dans ce lieu, de lui administrer les secours que son état réclamait. La personne qui s'offrit pour transporter la malade, n'étant pas douée de forces musculaires très-énergiques, mit M. **X**... dans le cas de faire des efforts d'autant plus soutenus, que le corps-de-garde était assez éloigné. Pendant ces efforts, M. **X**... éprouva de la douleur et de la tension à la tête; en arrivant au corps-de-garde, il aperçut quelques taches de sang et quelques excoriations à ses mains, effets des mouvements involontaires que la malade avait faits lorsqu'on l'avait transportée. Ce jeune homme sans expérience, à raison de son âge, s'imagina qu'il avait pu contracter la maladie de cette femme, par une sorte d'inoculation, et fut pris dans le corps-de-garde même, de violentes convulsions avec perte de connaissance. Il resta dans cet état depuis cinq heures après midi jusqu'à onze heures du soir, époque à laquelle je le trouvai chez lui, peu de moments après qu'il y avait été transporté. Il était dans une grande agitation, ses yeux étaient hagards, et ne laissaient voir que des portions de la sclérotique : il avait très-fréquemment des mouvements convulsifs dans lesquels il heurtait sa tête avec une violence effrayante, soit contre la muraille, soit contre le carreau : sa face était rouge, gonflée, et offrait au front plusieurs contusions ; il sortait de sa bouche du sang écumeux.

Sachant de la sœur du malade, qu'il n'avait jamais éprouvé d'accident semblable, et voulant seulement le garantir des effets d'un état si violent, j'eus l'idée de poser à la nuque une ventouse scarifiée. Comme l'occasion de traiter un premier accès d'épilepsie ne s'était pas offerte à moi jusqu'alors, je n'avais employé ce remède que d'une manière secondaire dans des cas de ce genre, et j'avais eu peu à m'en louer. Je n'eus pas plutôt évacué une once de sang par ce moyen dérivatif, que les contractions convulsives cessèrent, et que la connaissance revint. Je laissai la ventouse appliquée pendant une demi-heure, et il sortit encore deux ou trois onces de sang. Je recommandai aux assistants de refaire le vide à la même place aussitôt qu'il y aurait des soubresauts dans les tendons, ou de l'agitation. Le malade dormit; à dix heures du matin, on vint me dire qu'il paraissait agité; m'étant rendu auprès de lui, j'appliquai la ventouse comme la veille, et par ce moyen je parvins promptement à calmer le malade. Ce fut alors qu'il me raconta ce qui lui était arrivé la veille ; il se rappelait les efforts multipliés qu'il avait été obligé de faire pour porter la malheureuse femme à laquelle il s'était intéressé, la fatigue extrême et le mal de tête qu'il avait éprouvés, enfin la propriété d'inoculation qu'il avait attribuée à l'affection pour laquelle il désirait lui faire donner des secours; il n'avait aucun autre souvenir.

Je laissai ignorer à ce jeune homme le nom de la maladie dont il avait été d'abord témoin, puis affecté lui-même, selon toutes les apparences. J'ai vu M. X... pendant plusieurs années depuis cet accident, et il n'a point eu de récidive.

Environ six mois après, la sœur de M. X.... vint m'avertir qu'il était, depuis quelques jours, et contre sa coutume, très-enclin à la colère.

Dans une visite que je lui fis, il m'exprima l'é-
tonnement où il était de perdre toute patience
pour des motifs qui, auparavant, ne l'auraient
jamais ému. Il avait la face colorée, la tête
lourde, brûlante, et peu douloureuse. Pour
combattre ces symptômes de pléthore cérébrale,
je posai à la nuque une ventouse scarifiée, par
laquelle je tirai une once de sang; cela suffit
pour rétablir l'état normal.

Je conseillai à ce jeune homme de ne boire
que de l'eau à ses repas, et de modérer la grande
ardeur qu'il avait pour l'étude des mathémati-
ques. Depuis cette dernière indisposition, M. X..
n'a point été malade, et bien qu'il ait quitté Paris depuis deux ans, je suis certain que si sa
santé s'était altérée de nouveau, sa famille ne
me l'aurait pas laissé ignorer.

16ᵉ OBSERVATION.

VENTOUSE.

M. Pourrat, âgé de onze ans, né de parents
sains, mais délicats, ayant la poitrine très-dépri-
mée en avant, jouissait, malgré ce vice de conformation, d'une très-bonne santé.

Au mois d'août 1817, il survint des palpitations et des lipothymies avec perte d'appétit;

l'enfant fut retiré du collége et envoyé à la campagne où il se trouva plus mal encore. On me consulta : j'ordonnai des boissons diurétiques et l'application d'une ventouse scarifiée, à l'épigastre ; dès le jour même, les lipothymies et les palpitations disparurent sans retour. La bonne santé du jeune Pourrat ne s'est pas démentie pendant un an. En septembre 1818, retour des mêmes symptômes. L'application d'une ventouse légèrement scarifiée en procura de nouveau la résolution.

1837. Point de récidive.

17e OBSERVATION.

VENTOUSE.

Bréard, bonnetier de profession, âgé de trente ans, d'un tempérament bilieux, d'une constitution athlétique, me consulta au mois de novembre 1817.

Il éprouvait, depuis trois à quatre ans, des palpitations très-prononcées dans toute l'étendue de la capacité thorachique, et à l'épigastre. Les côtes étaient fortement soulevées, et la main repoussée par des pulsations irrégulières et souvent tumultueuses. Dispnée, lipothymies au moindre exercice, tremblement de tous les membres, insomnie, réveil en sursaut, lassitudes spontanées , visage tiraillé, maigre, décoloré et contrastant avec le bon état du corps et des membres.

A ces symptômes , je reconnus bientôt la maladie du cœur, si bien décrite par le professeur Corvisart.

Appeler dans les capillaires le sang qui opprimait les organes centraux de la circulation, modérer l'action tumultueuse de ceux-ci , telle fut la double indication que je me proposai de remplir au moyen de la ventouse et de la digitale pourprée.

J'ordonnai de prendre, chaque jour, quatre grains de digitale, le matin à jeun et autant le soir. Je fis appliquer de grandes ventouses sèches sur toute la circonférence du bassin, sur les fesses et les cuisses.

Dès le premier jour, le malade fut soulagé, la respiration devint plus libre , il sentit renaître ses forces et put se livrer au travail. L'application de la ventouse réitérée chaque semaine, procurait toujours un surcroît de soulagement et une telle amélioration dans la santé, que le malade crut devoir cesser tout remède.

Cependant, l'affection organique du cœur subsiste toujours, mais à un degré qui permet à Bréard de continuer l'exercice de son métier.

18ᵉ OBSERVATION.

VENTOUSE.

La femme P....., âgée de quarante-deux ans, d'un tempérament nerveux, eut plusieurs accouchements dont le dernier fut très-laborieux.

Livrée aux soins de son ménage avec un courage et une activité que commandaient les besoins de ses enfants, mais auxquels ses forces ne répondaient pas, cette malade éprouvait, depuis deux ans, des douleurs très-aiguës dans les lombes, les aînes et l'hypogastre; elle ressentait des élancements fréquents dans la matrice. Ce viscère était engorgé, et laissait échapper, après le toucher, un liquide rougeâtre, assez abondant. Les règles étaient irrégulières et avaient lieu sous la forme de pertes considérables tous les deux ou trois mois. Au mois de novembre 1816, je trouvai la malade dans un marasme complet.

Je fis appliquer la pommade d'ammoniac aux régions sacrées et inguinales. Les douleurs et l'engorgement diminuèrent beaucoup. Cependant les pertes revenaient toujours aux mêmes époques. Dans l'intention de les faire cesser, je voulus insister sur les épispastiques, mais la malade, satisfaite de son nouvel état de santé, les refusa.

Au mois de mars 1817, elle eut une hémorragie utérine si considérable qu'on craignait pour sa vie. Je fis appliquer la ventouse aux mamelles, et la perte s'arrêta. Elle a recours au même moyen chaque fois que l'hémorragie menace de reparaître.

1837. La santé de la malade s'affermit de de plus en plus, sans le secours actuel de la médecine.

19ᵉ OBSERVATION.

A l'âge de douze ans, mademoiselle Joséphine Beck, née de parents sains et fortement constitués, avait la taille et toute l'habitude du corps d'un enfant de sept à huit ans. Dès sa tendre enfance elle éprouvait les symptômes suivants : palpitations habituelles, tumultueuses, visibles à l'extérieur, très-sensibles au toucher, et accompagnées de douleur ; pouls petit, inégal, nullement analogue au mouvement du cœur, sous le rapport de la force. Indépendamment de ces symptômes, la malade ressentait souvent de la céphalalgie, et avait eu, chaque année, quatre à cinq épistaxis très-considérables, qui, chaque fois, avaient duré plusieurs jours, et après lesquelles elle restait dans un état de faiblesse qui l'obligeait à garder le lit. La faculté de sentir offrait une exaltation particulière au physique et au moral.

Je prescrivis la diète et l'application quotidienne de larges ventouses aux lombes et aux cuisses, pendant une heure. De temps en temps je posai, sous l'omoplate gauche, une ventouse scarifiée, par laquelle j'ôtais environ une demi-once de sang.

Dans l'espace de deux ou trois mois les symptômes diminuèrent sensiblement de fréquence et d'intensité. Depuis le commencement du traitement l'épistaxis ne s'est présentée qu'une seule fois, et très-légèrement. Le régime a été successivement rendu plus substantiel : enfin, après dix-huit mois de persévérance, la maladie a disparu presque complétement; les ventouses scarifiées, n'étant plus indiquées par l'état du cœur, j'ai fait continuer l'usage des ventouses sèches sur l'extrémité inférieure du tronc, et sur les cuisses; j'ai cru devoir aider par ce moyen l'apparition du flux menstruel, qui s'est montré à l'âge de quinze ans. Pendant le traitement, le corps de mademoiselle Beck a pris du développement, et à présent qu'elle est âgée de dix-huit ans, elle présente l'aspect d'une personne de son âge dont la santé n'aurait pas été altérée pendant un temps aussi long.

19e OBSERVATION.

Madame....., douée d'une forte constitution, avait toujours joui d'une santé parfaite jusqu'à l'âge de soixante ans; elle s'était mariée deux fois, et elle avait eu plusieurs couches heureuses. Simplement occupée des détails de son ménage, elle avait mené jusqu'à cet âge une vie assez sédentaire; elle avait toujours eu beaucoup de goût pour la campagne, et pour les travaux du jardinage. Se trouvant un peu tard maîtresse de satisfaire ses désirs, elle s'occupa sans relâche de tout ce que nécessite l'entretien d'un jardin, mais particulièrement du palissage, et du transport des produits; elle mit à ses exercices une ardeur que ne comportaient plus son âge ni ses forces, et sa santé ne tarda pas à s'altérer. Au bout de deux ou trois mois de ce nouveau genre de vie, elle éprouve des maux de reins dont l'apparition soudaine aurait dû l'engager à prendre du repos. Elle persiste cependant dans sa manière d'agir, et bientôt aux douleurs de reins se joignent des pertes auxquelles elle n'avait jamais été sujette, le flux menstruel avait d'ailleurs cessé chez elle douze ans auparavant. Mais aussitôt que la perte et les douleurs de reins diminuent, au lieu de se livrer à un repos nécessaire et de garder une position plutôt souvent horizontale que verticale, elle emploie les forces qu'elle conserve, soit à palisser les arbres, élevant presque toujours les bras au-dessus de la tête, soit à porter des fardeaux très-pesants, tels que des paniers remplis des fruits qu'elle avait cueillis. Elle fit si bien que les douleurs et les pertes devinrent continuelles : on reconnut que la matrice était le siége d'un engorgement considérable. Ce fut après envrion deux ans de sa maladie que je vis cette dame. Elle ne quittait presque plus le lit, tant à cause de l'épuisement de ses forces que parce que la position verticale augmentait la perte. Son sang était très-séreux; et la nutrition ne se faisant que d'un manière imparfaite, le corps était très-amaigri. Les ventouses et les dérivatifs plus fixes, employés sur la partie supérieure du tronc et des extrémités supérieures, suspendirent la perte à différentes reprises. Il en résulta une intermittence de près de six semaines, et avec elle une diminution de l'engorgement utérin, ainsi que l'amaigrissement. Mais cet avantage ne fut que temporaire, les pertes reparurent avec une abondance toujours croissante, contre laquelle tous les moyens thérapeutiques échouèrent: la malade succomba, non à un ulcère, ni à l'engorgement de l'utérus, mais à l'épuisement général, par suite de ces pertes excessives.

Les inductions suivantes me paraissent résulter de ce fait. Si, à l'âge de soixante ans, madame... n'avait pas abandonné le genre de vie dont elle avait une longue habitude, elle n'aurait très-probablement éprouvé ni pertes, ni engorgement de l'utérus.

Après avoir quitté la vie sédentaire, elle se livre à de très-longues courses, et surtout au jardinage, restant une grande partie du jour sur une échelle, les bras élevés, de plus elle porte souvent des fardeaux pesants.

N'est-il pas évident que, dans la position verticale que la malade gardait trop fréquemment, le sang, obéissant à la gravité, a déterminé les

perles, et par suite de l'engorgement de l'u-
térus.

20e OBSERVATION.

Frédéric, âgé de cinq ans, fils du général Du-
bourg, avait, depuis peu de temps, un catharre
pulmonaire peu intense, accompagné de fièvre.
L'enfant était triste et abattu. Le 5e jour, il présenta beaucoup de prostration avec stupeur;
chaleur de la tête, la face décomposée, les lèvres fuligineuses, la langue sèche, les yeux
fixes, entr'ouverts, les conjonctives ternes, les
pupilles très-dilatées et immobiles : il ne répon-
dait pas aux questions qu'on lui adressait; le
pouls était petit et assez fréquent.

Le 6e jour, cet état ayant acquis plus d'intensité, je plaçai à la nuque une ventouse légèrement scarifiée, par laquelle il sortit au plus
une once de sang. Les symptômes cérébraux se
dissipèrent soudainement. Le lendemain les
lèvres n'étaient pas fuligineuses, la langue était
humide et l'enfant entra en convalescence.
20 mai 1837.

Comme on le voit, les faits que nous venons

de citer se rapportent à ces sortes d'altérations que l'on est convenu d'appeler pléthore locale, fluxion, hémorragie, inflammation, et qui présentent, à des degrés différents, les caractères suivants :

Exaltation de la sensibilité et tension de la partie affectée.

Dilatation des vaisseaux capillaires.

Afflux d'une certaine quantité de sang artériel, de sang veineux, de fluides blancs et des gaz qu'ils contiennent.

Accumulation du calorique sur la partie affectée, et irradiation de ce fluide sur les parties environnantes.

Suivant l'intensité de la maladie, trouble de différentes fonctions.

Or, la ventouse fait disparaître tous ces symptômes, quels que soient la région ou l'organe auxquels ils appartiennent. Si l'irritation ou l'inflammation sont très-développées, on ajoute les scarifications au vide, et souvent il suffit de l'évacuation d'une très-petite quantité de fluides sanguins pour dissiper complétement la maladie ; la ventouse appelle en quelque sorte à la peau ou chasse au dehors tous les produits de la lésion d'un organe superficiel ou profond. Elle attire les deux sangs à la peau

et en évacue, s'il est nécessaire, la quantité re-
quise par l'indication. Elle change aussi l'état
de la sensibilité, et de plus, elle est un excellent conducteur du calorique.

Par des résultats aussi constants, aussi éten-
dus, le vide, avec ou sans scarifications, semble mériter le nom de remède spécifique de
toute maladie caractérisée par la pléthore,
l'hémorragie et l'inflammation.

Cette proposition est fondée sur ce que le
vide, opéré au début, dissipe subitement ces
maladies ou les causes qui y ont donné lieu. Les
causes occasionnelles quelconques, telles qu'un
refroidissement, une métastase goutteuse, etc.,
mettent l'économie dans l'impossibilité de supporter convenablement la pression atmosphérique, et celle-ci devient pour tout l'organisme, et
principalement pour la partie lésée, une sur-
charge d'autant plus grande que l'air a plus de
densité ; or, la ventouse, qui n'est autre chose
que le moyen à l'aide duquel se fait sur le corps
humain la soustraction partielle de la pression
atmosphérique ; la ventouse, dis-je, appliquée
dans le lieu convenable, en changeant le siége
de la maladie, et en aidant la nature à expul-
ser les produits de la lésion, rétablit l'équilibre entre les organes affectés et la pesanteur

de l'air, à laquelle leur existence est subordonnée.

Quelle que soit l'opinion que l'on se forme
sur cette action du vide dans les ordres de maladies précitées, je regarde comme démontré,
que, ce remède administré au début, jouit d'une
faculté thérapeutique supérieure à toutes les
autres ressources de la médecine.

C'est peut-être ici le lieu de faire sentir l'a-
vantage de la ventouse et de la saignée capillaire sur la saignée veineuse, par laquelle on
combat ordinairement les mêmes ordres de
maladies, et sur la saignée artérielle dont l'u-
sage est circonscrit dans des bornes si étroites.
D'abord, l'ouverture des vaisseaux veineux et
artériels ne comporte aucune action épispasti-
que sensible; ensuite la saignée artérielle ne
peut se faire qu'à la seule temporale. Ainsi,
dans la grande majorité des cas d'irritation ou
de phlegmasie locales, on ne peut diminuer
que par la piqûre de la veine, la masse des
fluides de la grande circulation. Or, c'est un
vice inhérent à tout traitement des affections
dont nous parlons. Ici, les deux ordres de
vaisseaux et les deux sangs jouent un rôle essentiel; et cependant, par la saignée veineuse,
la seule que l'on puisse le plus souvent se per-

mettre, on n'agit que sur un seul ordre de vaisseaux, on ne diminue que la masse d'une espèce de sang. Au contraire, exerçant son action sur les deux fluides et sur leurs canaux respectifs, la saignée capillaire se trouve dans un rapport plus complet avec les éléments de la maladie.

D'ailleurs, comme on a pu le remarquer dans l'exposé des faits, la saignée capillaire, aidée de la ventouse, a cela de particulier qu'elle guérit l'affection, même la plus grave, par le sacrifice de la plus petite quantité de sang possible. Pour obtenir le succès le plus décisif, il suffit de l'évacuation de moins d'une demi-once, et au plus de cinq ou six onces de ce liquide. Que l'on compare cette pratique et ses résultats avec celle qui consiste à tirer de la veine plusieurs livres de sang, et l'on sentira de quel côté reste l'avantage !

Cette action spécifique du vide et des scarifications, si elle est admise, ne saurait être considérée d'une manière absolue qu'au début des phlegmasies et autres lésions primitives. Ses effets seront d'autant moins marqués que l'organe aura reçu des atteintes plus répétées et plus anciennes. Ainsi, la première pneumonie eédera plus facilement que la deuxième, et à plus forte raison que la sixième, la dixième.

La promptitude de la guérison des inflammations et des autres lésions qui s'en rapprochent, par l'application de la ventouse, entraîne une autre conséquence dont il est facile de sentir la force et la vérité. En prévenant, par la résolution subite des maladies, la formation des membranes albumineuses, des granulations, de l'hépatisation, etc., ce remède conserve plus facilement l'intégrité des organes, et la santé se consolide d'autant mieux que le corps a souffert moins de temps et supporté moins de pertes.

CHAPITRE VIII.

De l'application complète de la méthode dérivative.— La cataracte.
—La goutte sereine.—Pléthore sanguine cérébrale.— Inflamma-
mation cérébrale. — Apoplexie. — Paralysie. — Guérison de ces
diverses maladies. — Faits explicatifs. — Conclusion.

J'ai démontré les effets obtenus, dans diverses maladies, avec l'emploi du feu, de la pommade ammoniacale et de la ventouse, appliqués
séparément. A présent, je dois signaler et expliquer les circonstances dans lesquelles il m'a
fallu le concours de ces trois moyens pour vaincre le mal, c'est-à-dire en arrêter la marche ou
le faire entièrement disparaître.

Dans ces faits, dominent les cas de cataractes
et de goutte sereine, soit simple, soit compli-
quée, parce qu'ils se sont présentés en plus
grand nombre dans ma pratique. Après cela,
j'avoue, qu'après avoir perfectionné l'emploi

du feu et découvert la pommade ammoniacale, qu'après avoir obtenu des encouragements de l'académie des sciences et les plus heureux succès contre les maladies cérébro-oculaires ; j'avoue, dis-je, que j'ai redoublé d'études et d'efforts pour attaquer la cataracte et la goutte sereine dans leur racine, et éviter aux malades les dangers ou les chances d'une opération toujours incertaine et surtout trop longue à attendre : d'ailleurs, n'est-il pas des maladies d'yeux où le malade perd la vue sans qu'il y ait lieu à recourir à l'opération?

La cataracte étant considérée comme la plus cruelle de ces maladies, je crois devoir ici en faire un tableau détaillé pour que le praticien qui n'est point habitué à la combattre puisse la reconnaître.

CATARACTE.

Une matière hétérogène pénètre dans le cristallin ou sa membrane, en détruit successivement la transparence, et, comme un voile plus ou moins épais, s'oppose à l'action de la lumière sur la rétine. Cette matière revêt une couleur et des formes assez variées. La couleur en est plus ou moins blanche ou grise ; quant à la forme, tantôt ce sont des filaments qui se dirigent de la circonférence au centre, et *vice versa*; tantôt ce sont des flocons, des espèces de grumeaux ou des bandes; plus souvent c'est une nébulosité d'apparence homogène, ou très-blanche ou grise, quelquefois comme nacrée, qui occupe, soit la capsule du cristallin, soit le cristallin lui-même. Ces variations de formes, ces nuances de couleurs qui se prononcent de plus en plus avec le temps, indiquent assez, selon moi, la possibilité d'agir utilement, sans être réduit à la double perspective d'attendre la cécité complète et de courir les chances d'une opération.

Voilà les traits principaux de la cataracte simple; mais ils ne sont pas les seuls qui s'offrent à l'observation. Il n'est que trop de chances défavorables ou même funestes pour le malade, depuis l'invasion de la cataracte jusqu'à son développement complet. D'abord, quelle triste position pour lui que de sentir sa vue décroître graduellement, et de n'espérer de salut que dans une opération chirurgicale dont le succès est douteux !

Comme cette maladie s'observe le plus souvent dans la vieillesse, elle se complique de toutes les autres infirmités de cet âge, savoir : la goutte, les rhumatismes, les névralgies, la

16

disposition à la congestion cérébrale, à l'apoplexie, à l'inflammation des différentes parties
de l'encéphale et des yeux.

L'abus qu'on fait aujourd'hui de la lecture
et de l'écriture, l'habitude de veiller dans des
lieux trop éclairés où l'on respire un air très-
chaud et chargé de miasmes, ont aussi de
grands inconvénients pour la tête et pour les
yeux. Il en résulte une disposition prochaine à
l'inflammation, et des lésions du nerf optique
et de la cinquième paire, qui constituent les
deux ordres de goutte sereine essentielle. Or,
toute cataracte se formant sous l'influence d'une
pléthore cérébrale ou oculaire, quelles qu'en
soient les causes primitives, ne peut jamais
guérir par les procédés opératoires; ils ne peuvent
être efficaces que dans la cataracte pure et
simple, et ce cas n'est pas le plus commun. Souvent avec la cataracte on remarque :

1° Des taies qui proviennnent d'anciennes
inflammations de la conjonctive;

2° L'opacité de la cornée transparente;

3° L'opacité de l'humeur aqueuse (speudo-
cataracte);

4° Celle de l'humeur vitrée (glaucome);

5° Des hallucinations désignées sous le titre
général de filaments, dont l'origine est encore

inconnue. Quelquefois ces filaments ont lieu, même pendant long-temps, sans altérer la perception des objets, les yeux étant d'ailleurs parfaitement sains ; ils coïncident souvent avec les diverses maladies d'yeux ;

6° La dilatation de la pupille, accompagnée de l'immobilité de cette membrane et de la cécité : c'est pour moi l'indice de la goutte sereine appartenant à la lésion du nerf optique ; ces symptômes existent surtout dans l'apoplexie ou dans l'inflammation, soit du cerveau, soit des meninges ;

7° Le resserrement de la pupille ; il s'observe ordinairement chez les personnes qui se sont livrées pendant longtemps aux travaux de cabinet, ou qui ont beaucoup veillé. Quand il y a, conjointement avec ce symptôme, une cécité plus ou moins prononcée, je reconnais à ces caractères la goutte sereine par lésion de la cinquième paire ;

8° La déformation de la pupille ;

9° Certains cas assez communs où la vision est beaucoup plus affaiblie que l'opacité du cristallin ne porterait à le croire ;

10° La difficulté de supporter la lumière. Ce symptôme me paraît avoir principalement pour cause l'exaltation de l'influence nerveuse de la cinquième paire; le resserrement de la pupille s'y joint ordinairement.

Dans la plupart de ces cas, que pourra-t-il résulter de l'opération de la cataracte? une tentative inutile et les suites d'une épreuve qui, dans ce cas, est fort douloureuse, et ne laisse pas toujours au malade même la perception du jour (1).

(1) Toute affection chronique est importante à considérer, moins dans son nom que dans les causes et dans les variations de son développement. Elle consiste toujours dans une habitude vicieuse, et ne peut être détruite que par une habitude opposée. En effet, puisqu'elle persiste après un espace de temps plus ou moins long, il paraît évident que l'action qui l'a produite se prolonge, et s'exerce constamment. C'est donc un vice qui affecte une ou plusieurs localités; mais il faut en rechercher l'origine ou les causes. On reconnaîtra quelquefois sur la même partie la cause et l'effet : l'affection cérébrale, qui est déterminée par un choc à la tête, offre cette particularité. D'autre fois la cause et la maladie n'ont pas le même siége : voyez l'histoire de la fille Angélique, chez laquelle les affections cérébrale et oculaire étaient le résultat d'une impression morale qui avait suspendu le flux menstruel. Cette manière d'étudier les maladies est très-essentielle, parce qu'elle doit influer sur la thérapeutique. Ainsi, lorsque la cause et la maladie ont un siége commun, il se peut faire que les remèdes locaux suffisent pour dissiper la lésion. Par exemple, la ventouse scarifiée pourra effacer les effets d'un choc imprimé à la tête; mais cette même médication n'aura pas ce résultat dans une affection cérébrale dont la cause est éloignée de la tête. On avait inutilement cautérisé quatre fois la fille Angélique; cependant après quatre années de maladie, des dérivatifs appliqués loin de la tête, et combinés avec une action révulsive unique exercée sur cette partie, m'ont fait

Il est donc évident qu'il faut chercher contre
la cataracte d'autre secours que l'opération. Il

triompher de la maladie d'une manière remarquable. Dans ce cas, les
remèdes locaux qu'on avait opposés à la maladie principale ne l'a-
vaient pas sensiblement modifiée ; je dis plus, ils avaient dû contri-
buer à la prolonger. En effet, l'encéphale et les yeux se trouvant à
l'extremité de la ligne que la cause avait dû suivre en produisant des
effets qui duraient encore, dans cette occurence, une médication
qui agissait exclusivement sur la tête ne pouvait ramener à l'état normal le cerveau et les yeux, puisqu'elle ne combattait pas la cause de
la maladie qui avait un siége éloigné. Il fallait donc avoir recours à
une médication complexe, qui fît en quelque sorte la part de la cause
et de ses effets. D'ailleurs le feu étant appliqué sur la tête, sans l'u-
sage de ses correctifs, peut attirer sur le cerveau une pléthore sanguine ou une inflammation.

D'autres notions doivent encore guider le médecin dans une telle
circonstance. La cause de la maladie déterminant un afflux conti-
nuel vers le cerveau mérite d'autant plus d'attention, qu'elle peut
être facilement aggravée par les médications qui agissent exclusivement sur la tête. En effet, nous voyons que cette région reçoit une
grande quantité de sang qui lui est distribué par quatre gros vaisseaux artériels, tandis que la cuisse et tout le membre inférieur, qui
ont une masse beaucoup plus considérable que la tête, ne sont pour-
vus que d'un seul vaisseau artériel; or, dans le cas que nous citons,
et qui n'est point du tout rare, la diminution notable des règles et
l'exaltation correspondante des symptômes cérébraux démontrent
que le sang éprouvait habituellement, depuis l'impression morale
qui avait provoqué la maladie, une impulsion très-prononcée vers
la tête. On en trouve une preuve irrécusable dans la persistance des
symptômes cérébraux et oculaires, tant qu'ils n'ont pas été combattus
d'une manière rationnelle, et dans leur disparition, sous l'influence
des ventouses et d'autres moyens que je fis agir, tant sur l'abdomen
que sur les cuisses, et dont le premier résultat fut le rétablissement
complet des menstrues. La disposition anatomique des vaisseaux du
cerveau est d'autant plus remarquable, que la petite distance qui sépare ces vaisseaux du cœur gauche semble devoir augmenter toute

n'est pas rare que cette maladie se dissipe spontanément, comme l'ont vu Laënnec à la Charité,
et M. le docteur Renauldin à l'hospice Beaujon. J'ai cité moi-même un malade chez lequel
la cataracte, d'abord assez développée dans l'œil

impulsion qui, par une cause morale ou physique , tend à diriger le
sang vers la tête.

Dans ces dernières années , où l'abus excessif des sangsues et une
pratique trop étroitement localisée ont eu de si fâcheuses conséquences,
on a pu voir très-fréquemment des affections de la tête , d'abord
très-légères, devenir promptement plus graves, et même funestes ,
par l'usage intempestif de ces insectes. J'en pourrais citer des exemples trop nombreux ; mais je me borne à présenter un fait constant
dont il sera facile de tirer des inductions relativement au sujet
que je traite. Lorsque dans une congestion cérébrale sanguine , on
fait poser des sangsues aux cuisses ou aux jambes, ces parties sont,
après cette médication, le siége d'une grande pesanteur, de gonflement, de malaise, et la motilité y est sensiblement affaiblie. Ces
effets dépendent de ce qu'il y a eu en même temps soustraction de sang
et congestion de ce liquide dans les membres inférieurs. D'une autre
part, la tête est plus légère et plus libre qu'elle n'était auparavant;
mais si, par une localisation thérapeutique erronée, l'on applique les
sangsues, comme cela s'est pratiqué si souvent, soit derrière les oreilles, soit autour du cou, ou même aux tempes, alors les symptômes
qu'ont offerts les cuisses ou les jambes, dans le premier cas, se
manifestent également au cou et à la tête. L'évacuation sanguine
peut sembler passagèrement utile dans ce cas; mais comme aussitôt après qu'elle a eu lieu, l'appel et l'afflux du sang continuent
vers la tête, il survient un accroissement dans les symptômes cérébraux. Si l'on agit d'après le premier effet, et que, faisant une fausse
application du principe *a juvantibus indicatio*, on ordonne d'autres sangsues, il en résulte que l'affection cérébrale s'aggrave en raison composée de l'impulsion que l'on accélère vers le cerveau, et de
la proximité des nombreux vaisseaux qui du cœur portent le sang
vers cet organe important.

droit pour y détruire la vision, s'y était effacée à mesure qu'elle se manifestait dans l'œil gauche, qui en est resté perdu. Mon traitement a contribué à rendre la vision assez bonne dans l'œil droit. Au surplus, qu'on suive avec attention mes observations, et l'on verra les preuves à l'appui de mon raisonnement.

1re OBSERVATION.

PLÉTHORE ET INFLAMMATION CÉRÉBRALE PERSISTANT DEPUIS NEUF ANS, GOUTTE SEREINE, PARALYSIE DES MEMBRES.

M. Jacot, horloger, âgé de trente-huit ans, fort et bien constitué, avait éprouvé, il y a douze ans, une pléthore sanguine cérébrale qui avait dégénéré promptement en inflammation. Il en était résulté une goutte sereine double et une paralysie des membres supérieurs et inférieurs. Ne guérissant pas à la ville, il se décida à se faire traiter dans les hôpitaux ; il en parcourut plusieurs ; et, enfin il était resté onze mois à l'hôpital Saint-Louis, lorsqu'il résolut de rentrer chez lui avec ses infirmités. Le jour qu'il partit de cet hôpital, un élève qui avait été témoin de mon service à l'Hôtel-Dieu, lui conseilla de me consulter. Voici son état de cécité presque complète : perception du jour seulement, pupilles extrêmement dilatées sans mouvement, apparence légèrement glaucométeuse de l'humeur vitrée, membres paralysés, locomotion impossible. La tête est constamment le siége de douleur, de pesanteur, de vertiges, de somnolence. Le séton à la nuque, des moxas sur le front ; des saignées abondantes étaient les principaux moyens qui avaient été employés sans succès.

Je préparai le malade : 1° par des ventouses scarifiées à la nuque ; 2° par de larges ventouses sèches placées chaque jour matin et soir pendant une heure, au tronc et aux membres abdominaux ; 3° je formai des exutoires très-petits, derrière la tête du peroné, avec la pommade ammoniacale ; ces moyens donnèrent plus de liberté à la tête et aux membres. Je pratiquai ensuite la cautérisation sincipitale avec la pommade ammoniacale, puis avec le cautère de cuivre rouge qui ne produit de douleur que pendant une seconde ; je soutins cette médication par des ventouses scarifiées à la nuque et derrière la suture lambdoïde, par l'usage répété des collyres ammoniacaux, adipeux, alcoholiques ou éthérés, je corroborai ces divers remèdes par l'usage de l'électro-penctire faiblement appliqué aux nerfs oculaires, fortement aux nerfs des membres. Les résultats de ce traitement suivi pendant plus d'un an, sont que M. Jacot peut marcher sans secours de bras; la paralysie des membres était beaucoup diminuée, et sa vue s'est fortifiée au point qu'il peut se diriger seul et travailler à son état d'horloger.

2e OBSERVATION.

APOPLEXIE.

C'est une notion vraie, bien que vulgaire, que l'on prévient un grand nombre de maladies en suivant les règles de l'hygiène. C'est même un texte dont le médecin aime à se servir lorsqu'il est en société. Il y aurait de sa part du pédantisme à parler des maladies; le public n'y peut comprendre que ce que veut le médecin, mais l'hygiène étant intelligible à tous, il peut, à l'occasion, se rendre grandement utile sans encourir les risques du ridicule. Il avertit donc en général du danger de tel ou tel régime, de tel ou tel phénomène morbide qui vient de traverser la santé sans la déranger notablement. Soit habitude, soit entraînement, le public ne profite pas toujours de ces avis dont l'importance l'emporte toutefois de beaucoup sur les remèdes, qui plus tard pourront devenir indispensables ; car en les suivant on éviterait très-probablement les maladies les plus graves : voici un exemple qui justifie ce que je viens de dire. M. Jacquinot Pampelume, ancien procureur-général à Paris, homme fortement constitué, âgé de soixante-quatre ans, avait éprouvé, deux ans auparavant, par les vaisseaux hémorroïdaux, une hémorragie qui a été évaluée à la perte de plusieurs livres de sang dans l'espace de peu de jours. La santé ne s'était point sensiblement altérée. Un an après, étant aux eaux du Mont-d'Or pour accompagner madame sa femme, il se fait administrer des douches d'eau thermale sur la tête et guérit, par ce moyen, d'une espèce de névralgie qui affectait un côté de la tête. L'année suivante, pendant tout le printemps qu'il passa en Bourgogne, à la campagne, il eut fréquemment de la somnolence, surtout en lisant ou après le repas, phénomène jusqu'alors étranger à la santé. Inquiette de cet état qui lui paraissait provenir de sang, madame Jacquinot Pampelume pressait son mari de consulter un médecin ; mais ne se trouvant pas malade,

M. Jacquinot ne tint pas compte de ce conseil qui était de la plus grande importance, comme on va le voir, par les suites qui résultèrent des phénomènes précurseurs de la maladie. Cette même année, M. Jacquinot Pampelume était depuis plusieurs jours à Paris pour remplir les fonctions de député, et il se livrait au travail que lui imposait sa qualité de membre d'une commission lorsque, à midi, on vint m'annoncer qu'il venait de se trouver mal, après avoir vomi une partie de son déjeuner. Il était sans connaissance et à l'état apparent d'une masse inerte. Le pouls était petit, très-faible, à peine perceptible, le front était chaud, les artères temporale et occipitale battaient avec plus de force que la radiale. Je pose à la nuque une ventouse largement scarifiée ; pendant que je fais tenir la pompe aspirante par laquelle se fait le vide, je fais une forte saignée du bras. La connaissance ne se rétablit pas ; mais le pouls se développe et il se fait dans les membres quelques mouvements automatiques ; alors seulement est perçu par le malade les pincements que je lui faisais à la peau ; j'applique sur le front et les tempes une légère couche de pommade ammoniacale à laquelle je fais succéder des douches d'eau froide ;

cette médication paraît ranimer beaucoup le malade et je parviens à lui faire avaler un peu d'eau sucrée. Je m'empresse d'administrer un vomitif qui produit ses effets ordinaires (*per os a anum*). Après l'usage de ce moyen, le malade avait recouvré ses facultés intellectuelles et sensoriales; tout le côté droit se trouva paralysé. J'en étais à ce point de mon observation, lorsqu'arriva M. le docteur Lerminier, que j'avais fait demander dès les premiers moments de mon arrivée. Nous tombâmes d'accord sur l'opportunité des moyens excitants et dérivatifs; peu de jours après, la paralysie avait disparu et la santé se rétablissait graduellement; bientôt M. Jacquinot Pampelume fut en état de partir pour la campagne.

N'est-il pas évident que si à l'époque où il éprouvait de la somnolence, le malade eût consulté un médecin, celui-ci prenant en considération les symptômes actuels et antécédents, l'eût soustrait aux atteintes imminentes de l'apoplexie ?

3e OBSERVATION.

M. le vicomte de Prunélé, d'une bonne constitution, âgé de soixante-cinq ans, s'apercevait depuis plusieurs mois de la diminution de sa vue; il ne pouvait plus lire de l'œil gauche, et commençait à ne le faire qu'avec peine en se servant du droit. Des oculistes avaient constaté deux cataractes, et annoncé, pour le temps de la maturité, les chances les plus favorables de l'opération. Si, d'une part, les cataractes étaient peu avancées, ce qui me donnait l'espoir de les combattre avec succès; d'une autre part, la rapidité de leur marche ne me paraissait pas de l'augure le plus avantageux pour la méthode sincipitale. Les yeux présentaient des pupilles étroites et mobiles; la couleur des cataractes annonçait qu'elles étaient membraneuses.

Du reste, M. de Prunélé était sujet à des maux de tête violents; il éprouvait à cette région de la chaleur; il avait quelquefois de la somnolence. Il me rapporta aussi que ses pères étaient morts d'apoplexie avant l'extrême vieillesse.

En juin 1828, j'établis la plaie sincipitale au moyen de la pommade ammoniacale; des ventouses scarifiées furent placées à la nuque de temps en temps. En raison de la disposition congéniale à l'apoplexie, je pratiquai, par le même topique, de petits cautères derrière la tête du péroné à chaque jambe, pour détourner le sang de la direction ascendante par des courants établis vers les extrémités. Dans l'espace d'un mois ou deux, je vis diminuer sensiblement l'opacité des cristallins, et la vue s'affermir dans l'œil droit. Au bout d'un mois, la vision s'est trouvée meilleure dans l'œil gauche. Cet œil ne sert pas aussi bien que l'autre à la lecture. Il est difficile de distinguer aujourd'hui dans l'un et l'autre œil, non plus les cataractes, mais seulement un léger brouillard qui les remplace. Les maux de tête de M. de Prunélé ont cessé presque entièrement, et il jouit d'une santé plus parfaite qu'avant le traitement sincipital.

4ᵉ OBSERVATION.

Madame la comtesse de Montchenu, octogénaire, avait la vue affaiblie, mais en rapport avec l'état de ses autres organes, lorsqu'à son réveil, le 11 janvier 1823, elle reconnut qu'elle était aveugle. Durant la journée, la vision se rétablit imparfaitement du côté droit, mais resta nulle du côté gauche.

Consulté par cette dame le 27 du même mois, voici dans quel état je trouvai ses yeux :

Conjonctives et cornées ternes, pupilles resserrées et presque imperceptibles, opacité de la chambre antérieure paraissant avoir essentiellement lieu dans le cristallin. La vision dans l'œil droit est bornée à une petite distance, et tellement faible que la malade ne peut ni lire ni écrire ; elle ne distingue les couleurs que d'une manière très-confuse, et croit voir des fleurs très-variées sur une robe d'un blanc uni.

Un oculiste, ayant été consulté par cette dame, avait dit que l'opération serait praticable lorsque la vue serait complétement nulle dans l'œil droit, comme elle l'était dans le gauche.

Malgré la perte de l'œil gauche, je ne considérai ce fait ni comme une goutte sereine, ni comme une cataracte complète, mais comme une lésion de toutes les parties de l'œil, dans laquelle chacune offrait, si je puis m'exprimer ainsi, son contingent ; mais je ne pensai pas qu'il y eût une seule partie lésée d'une manière assez intense, pour que la maladie n'eût pas d'autre cause. Sous le rapport de l'intensité, cette maladie était récente et n'avait été déterminée ni par l'apoplexie, ni par la pléthore cérébrale, à la suite desquelles les différentes altérations des yeux, dont elles sont la cause, sont les plus difficiles à guérir, même dans l'état aigu.

Madame de Montchenu consentit facilement à la cautérisation sincipitale, que je pratiquai au moyen de la pommade ammoniacale. Je donnai à cette dame tous les autres soins par lesquels j'accompagne cette première base du traitement. Des ventouses légèrement scarifiées et posées à la nuque; quelques laxatifs, mais surtout le collyre ammoniacal et l'électricité furent administrés successivement, selon la marche de la maladie, pendant l'espace de quatre à cinq mois.

Dès le premier mois, la vision se rétablit dans l'œil gauche, et fut améliorée dans le droit. Toute opacité des conjonctives, des cornées et de la chambre antérieure avait disparu, et l'on pouvait reconnaître de l'éclat dans les yeux.

Vers la fin du traitement, l'état des organes et de la vision était tel que le malade voyait des deux yeux la véritable couleur des objets, et pouvait de plus lire et écrire.

La vision maintenue au même degré pendant près de dix ans. C'est peut-être une chose digne de remarque, que ce sens ne subisse plus de variations défavorables, tandis que les autres facultés physiques de la malade diminuent sen-

siblement depuis un an. Je pense que ce fait
appartient à la cataracte incomplète accompagnée de l'opacité des membranes antérieures de
l'œil, et de la lésion imparfaite des deux ordres
de nerfs qui animent les yeux.

5ᵉ OBSERVATION.

M. de Lacroix, officier de marine, âgé de
trente-cinq ans, est affecté de deux cataractes.

Depuis sa naissance, l'œil gauche a toujours
été faible; la vision, qui était depuis longtemps
très-imparfaite dans cet œil, y est présentement nulle. Il y a seulement quinze mois que
la cataracte s'y est formée : cet organe est donc
affecté de goutte sereine et d'une cataracte
complète.

OEil droit. La vision est faible; elle n'a lieu
qu'à travers un brouillard qui coïncide avec
une cataracte très-évidente. M. de Lacroix se
trompe habituellement sur le lieu que les corps
occupent; ses erreurs, à cet égard, sont fréquentes, surtout lorsqu'il est à table; il peut
d'ailleurs se conduire assez facilement, et même
lire à l'aide d'un verre; mais les caractères
d'impression lui paraissent un peu confus; la
vue décroît progressivement.

17

La face est colorée d'un rouge vif qui se rapproche du violet, la tête est souvent douloureuse et pesante; les deux yeux sont grands, et visiblement hypertrophiés.

La pléthore constante de la tête, l'hypertrophie et la goutte sereine, qui avaient précédé la formation des cataractes, sont les principaux motifs qui m'ont déterminé à traiter M. de Lacroix. J'espérais diminuer l'hypertrophie des deux organes et la cataracte de l'œil droit. M. le docteur Lucas, médecin de S. A. R. Madame la Dauphine, applaudit à ma proposition, qui fut adoptée par le malade.

L'application d'une ventouse scarifiée à la nuque, les sangsues aux extrémités inférieures, une petite plaie entretenue derrière la tête du péroné, et l'usage de quelques laxatifs, furent les principaux moyens que j'employai contre la pléthore. Ayant égard à cette circonstance, je pratiquai la cautérisation sincipitale avec les plus grands ménagements, et j'obtins un succès plus grand que je ne l'avais espéré.

Dans l'espace de huit mois, la pléthore, l'hypertrophie et la cataracte de l'œil droit se sont totalement dissipées; la vision a cessé d'occasionner des erreurs sur la position des objets; la lecture est devenue facile.

La cataracte de l'œil gauche a diminué d'une manière sensible. De plusieurs zones opaques dont elle paraissait formée, on a vu s'effacer en grande partie celles qui étaient placées sur le plan le plus antérieur. Dans cet œil, la vision s'est rétablie seulement à un degré très-faible, qui permet de reconnaître la présence et la couleur de quelques corps d'un volume un peu considérable, mais non d'en apercevoir les détails. Ce fait démontre que la goutte sereine a disparu, et que cet œil a été mis dans un état favorable à l'opération de la cataracte.

C'est à cela que se sont bornés les effets du traitement dans cet œil.

6ᵉ OBSERVATION.

Monsieur le marquis de la M***, ministre plénipotentiaire de Charles X à Florence, âgé de soixante ans, avait éprouvé de grandes fatigues dans l'émigration. Rentré en France pendant le cours orageux de la révolution, il avait subi plusieurs mois de cachots, et le séjour encore plus long d'une prison.

Il avait vécu longtemps sous l'influence d'une affection générale dont la jeunesse est trop souvent la victime : il n'en avait jamais bien guéri. Depuis la restauration, cette maladie, que l'on croyait éteinte, reparut avec des symptômes graves. Les jambes se couvrirent d'ulcérations, la droite surtout. Après bien des tentatives infructueuses, M. de la M*** fut radicalement guéri par M. le docteur Delpech, de Montpellier. La jambe droite resta sillonnée de larges cicatrices, légèrement atrophiée, et assez faible pour qu'il en résultât une légère claudication. La santé devint bonne, mais la difficulté de la locomotion produisit une nutrition surabondante, et un peu d'obésité.

Ce fut dans de telles circonstances que M. de la M... sentit sa vue s'affaiblir graduellement. A Florence et à Genève on reconnut des cataractes ; il fit le voyage de Paris, mais en route il eut le malheur de verser. La tête reçut un choc qui fit perdre connaissance à M. de la M... Grâces aux soins qui lui furent donnés, la commotion cérébrale n'eut pas de longues suites.

A son arrivée à Paris, M. de la M... consulta M. le docteur Kapeler, qui lui conseilla de me demander mon avis.

Nous reconnûmes, M. Kapeler et moi, deux

cataractes ; celle de l'œil gauche était beaucoup plus prononcée que celle de l'œil droit, qui était le moins mauvais. M. de la M... ne pouvait plus lire ni écrire sans une extrême difficulté.

Les pupilles étaient mobiles et très-étroites.

Les globes des yeux étaient gros, saillants ; les conjonctives injectées, et habituellement dans un état fluxionnaire, entretenu par une température froide et humide.

M. de la M... supportait on ne peut plus difficilement une lumière un peu vive, et surtout les moyens nuisibles d'éclairage dont on se sert aujourd'hui dans les salons. Toutes les fois que sa haute position sociale ou ses goûts l'attiraient le soir dans la société, la concentration du calorique et de la lumière lui causait un surcroît d'irritation dans les yeux, de la céphalalgie et de la somnolence.

M. de la M... était depuis long-temps sujet à des douleurs rhumatismales ou goutteuses, vagues dans leur siége. L'opiniâtreté de la maladie dont M. le docteur Delpech l'avait fort heureusement débarrassé, le climat de l'Italie surtout, l'avaient rendu très-sensible à l'influence des météores.

Telles étaient les circonstances défavorables

dans lesquelles se trouvait M. le marquis de la
M...., si on le condamnait à subir graduellement les atteintes de la cécité. L'état fluxionnaire
habituel de la tête et des yeux offrait un grand
nombre de chances contre l'opération, qui est
elle-même une cause d'inflammation.

Tout ce que je pouvais espérer, c'était de
rendre stationnaire la cataracte de l'œil droit, et
de diminuer l'extrême sensibilité des yeux à
l'action de la lumière. — Il fallait établir au
sinciput un courant qui éliminât insensiblement
la matière de la cataracte, puis des dérivations
locales ou générales propres à dissiper la pléthore de la tête et des yeux. Or, M. Kapeler et
moi, nous avions affaire à un malade rempli
de confiance et d'aménité, mais qui, malheureusement, ne joignait pas à ces qualités beaucoup
d'empire sur lui-même, relativement à sa santé.

Il y avait un mois que nous avions établi l'exutoire du sinciput, et que nous faisions usage des
moyens qui devaient en assurer l'effet, lorsque
M. de la M... partit pour une campagne située
dans un pays humide. Il y passa cinq semaines,
pendant lesquelles des pluies fréquentes lui
causèrent une ophtalmie. Lorsqu'il revint, la
plaie sincipitale était cicatrisée; je la rétablis,

et ses yeux allaient sensiblement mieux, lorsque
la fréquentation des salons, et surtout une pro-
menade faite le soir au bois de Boulogne, dans
une voiture découverte, produisit le retour de
l'ophtalmie et un catharre pulmonaire. Nous
fûmes obligés de combattre ces accidents pendant un mois, en nous abstenant d'exciter la
plaie sincipitale qui perdait ainsi presque tous
ses avantages. Nous la rétablîmes ensuite avec
beaucoup de précautions; enfin l'amélioration
de la vision fit des progrès assez sensibles pour
que M. le marquis de la M... pût lire et écrire
facilement. Il n'avait plus ni douleur de tête,
ni somnolence.

15 septembre 1828. La cataracte de l'œil
gauche est toujours visible, mais celle de l'œil
droit ne l'est plus, et le malade supporte aisé-
ment la lumière.

7ᵉ OBSERVATION.

Madame de M.... avait été affectée d'une cataracte dans l'œil gauche. Il y avait quatre ans
qu'elle s'était fait opérer par la méthode de
l'extraction, et depuis cette époque la vision
était presque nulle dans cet organe.

Cette dame me consulta en novembre 1824, au sujet de l'œil droit, dont la vision s'altérait sensiblement. Elle voyait assez distinctement les objets, mais sa vue se troublait pour peu qu'elle l'exerçât. Les paupières lui semblaient pesantes, et les yeux étaient si sensibles à la lumière, que souvent l'exercice de la vision était douleureux, parfois même impossible. La pupille était étroite et peu mobile.

OEil droit. On n'y découvre aucune opacité, la pupille est étroite, et sans mobilité.

La cautérisation sincipitale et l'usage du collyre ammoniacal améliorèrent sensiblement l'état de l'œil droit, dont la pupille redevint mobile, et la vision plus facile et plus nette.

L'œil gauche recouvra la vision, au point que la malade pouvait distinguer les objets d'un volume médiocre.

8ᶜ OBSERVATION.

Angélique Bertaille, âgée de trente-six ans, grande et d'une forte constitution, me fut adressée le 6 juin 1826 par M. le curé de Sennois, et par M. le docteur Gallereux, mon ancien collègue au 3ᶜ dispensaire de la société

philantropique, présentement médecin à Soi-
gnes, département de l'Yonne.

Le 15 août 1822, Angélique Bertaille, étant
dans le cours de ses règles, eut une peur qui
les supprima soudainement; trois jours après
sa vue était nulle dans les deux yeux.

Juin 1823. Après dix mois de cécité, elle se
rendit auprès du célèbre Béclard, qui l'admit à
l'hôpital de la Pitié. Dans l'espace de quatre
mois il fit successivement, sur la tête de la malade, quatre cautérisations par le cuivre rouge
incandescent, procédé que j'avais eu occasion
de recommander à ce savant professeur, comme
celui qui me paraît réunir au plus haut degré
les qualités révulsives les plus énergiques.
Malheureusement Béclard n'eut pas recours à
l'usage des ventouses, dont l'action éminemment dérivative pouvait seconder d'une manière
puissante les effets salutaires des courants établis
vers la tête.

La malade sortit de la Pitié sans avoir recouvré la vue. Elle vint me trouver le 6 juin
dernier, avec une lettre du docteur Gallereux.
Cet honorable confrère m'apprenait que l'œil
droit, étant affecté de goutte sereine depuis deux
ans, était devenu le siège d'une cataracte com-

plète, et que, malgré le peu de chances de succès qu'on pouvait entrevoir dans ce cas, à raison de la première cause de cécité, il avait pratiqué l'opération par extraction, mais sans procurer pour le moment d'autre avantage à la malade, que celui de voir le jour. On reconnaîtra bientôt que c'est en partie à cette opération bien faite que je dois d'avoir amélioré l'état de cette malade, deux ans plus tard.

Voici ce que j'observai lorque je l'examinai pour la première fois.

OEil droit. Conjonctive et cornée ternes, pupilles immobiles, très-inégalement circulaires. La vision se borne à la sensation du jour.

OEil gauche. Conjonctive et cornée fort ternes, pupille extrêmement étroite, irrégulière, immobile, et présentant un point blanc au centre; vision nulle, face colorée; tète pesante, souvent douloureuse et brûlante; les artères temporale et occipitale battent avec plus de force et de fréquence que l'artère radiale.

Depuis la frayeur qu'éprouva la malade, il y a quatre ans, et la suppression qui en fut la suite, les menstrues sont beaucoup moins abondantes et durent moins qu'auparavant. A cette époque, les symptômes dont la tête est le siége habituel deviennent plus intenses, la perception du jour s'affaiblit beaucoup, et se trouve même quelquefois entièrement suspendue. Il y a constipation.

6 juin 1826. Prescription de larges ventouses sèches, qui doivent être appliquées aux cuisses pendant une heure, matin et soir, de pédiluves sinapisés, et de lavements laxatifs ; application de ventouses scarifiées à la nuque, évacuation d'une once et demie de sang.

Après plusieurs jours de l'usage de ces moyens préparatoires, je pratiquai la cautérisation sincipitale par la pommade ammoniacale.

Dans l'espace de peu de jours, les yeux devinrent brillants; la pupille de l'œil droit parut un peu mobile et moins irrégulière, et la vision acquit assez de force pour faire connaître d'une manière très-peu distincte la présence de quelques corps volumineux.

Multipliant les moyens dérivatifs à l'époque des règles, je m'attachai à rendre leur cours libre. Dans ce dessein, quelques jours avant cette période, je donnai chaque mois un laxatif pour vaincre la constipation habituelle, et je fis appliquer aux cuisses des ventouses sèches et scarifiées. Les menstrues coulèrent facilement et en quantité plus considérable que cela n'avait eu lieu depuis le commencement de la maladie, ce qui diminua beaucoup la pesanteur de la tête et des yeux.

Le collyre ammoniacal contribua aussi chaque jour, pour sa part, à l'effet que je désirais produire.

Bien que la chaleur, la douleur et la pesanteur de la tête eussent été diminuées, ces symptômes reparaissaient fréquemment, surtout lorsque les règles cessaient. Dans cette occurrence, j'appliquais des ventouses scarifiées à la nuque, et surtout sur le trajet de la suture lambdoïde. Ce fut après cette dernière application, pratiquée le 30 juin, que la malade sentit tous les symptômes qu'offrait la tête se dissiper complétement, et qu'elle commença à mieux distinguer les différents corps.

En persévérant dans l'usage des différents moyens que je viens d'indiquer, je suis parvenu à mettre Angélique Bertaille dans l'état suivant, au deuxième et au troisième mois de son traitement.

Symptômes de la tête entièrement dissipés. OEil droit, pupille régulière et mobile.

Vision. La malade peut se conduire dans Paris avec précaution; elle voit assez bien pour s'occuper des détails d'un ménage; elle distingue la couleur et les raies d'une robe. La lecture est impossible. —OEil gauche. Il a de l'éclat; la pupille n'a pas changé de forme; le corps blanchâtre qui se voyait au centre a presque entièrement disparu; par moments, de cet œil la malade voit le jour.

Se trouvant en état de vivre de son travail, cette malade vient de retourner chez elle, où M. le docteur Gallereux voudra bien continuer encore quelque temps l'application des divers moyens dont je me suis servi.

Cette observation prouve que la cautérisation à la tête, bien qu'indispensable ici, n'aurait pas suffi pour améliorer convenablement l'état des yeux et de la santé. L'action dérivative exercée par les laxatifs, et surtout par les ventouses, a eu plus de part au succès que la cautérisation. Ce fait démontre assez clairement une exception à l'application de cette sentence que nous tenons d'Hippocrate : « *Quæ medi-*
« *camenta non sanant, ea ferrum sanat; quæ*
« *ferrum non sanat, ea ignis sanat; quæ vero*
« *ignis non sanat, ea insanabilia existimare*
« *oportet.* »

9ᵉ OBSERVATION.

M. Vuacheux, serrurier, âgé de soixante ans, doué d'une structure athlétique, est depuis plusieurs années sujet à une pléthore sanguine de la tête, qui lui cause habituellement des étourdissements et une telle faiblesse, qu'il ne peut marcher sans le secours d'un bras. Bien qu'il ait l'esprit droit et très-éclairé dans sa profession, il est depuis plus d'un an hors d'état de suivre une conversation ; il ne peut fixer son attention.

Il y a plusieurs années que la vue est altérée ; M. Vuacheux distingue confusément les objets situés à deux ou trois toises de distance ; de jour en jour il a plus de peine à lire et à écrire.

Un nuage grisâtre, placé principalement au centre des yeux, obscurcit la cornée. Ce nuage s'étend dans la chambre antérieure, masque légèrement la pupille, qui paraît étroite, et dont les mouvements sont très-lents. Cet état des yeux n'a point été précédé d'inflammation, comme cela se voit souvent ; l'opacité de la cornée, celle de la chambre antérieure et la diminution de la vision se sont développées in-

sensiblement, à la manière dont se forme ordinairement l'opacité du cristallin, ou la cataracte.

Novembre 1826. Dans le cours d'un mois,
la cautérisation sincipitale et ses adjuvants ordinaires, la ventouse scarifiée, soit à la nuque,
soit aux cuisses, et les laxatifs, rétablirent dans
leur intégrité la faculté de l'attention, l'associa-
tion des idées, et la locomotion; le nuage qui
affectait la cornée s'était également dissipé;
celui qui occupait la chambre antérieure et la
pupille ne tarda pas plus de deux ou trois mois
à se résoudre, et la vision reprit de la force.
Le malade distingue mieux les objets éloignés;
il lit et écrit facilement. J'ai fait quelquefois
concourir à ce résultat un faible courant électrique par le moyen de 15 à 20 plateaux de la
cuve de Volta.

Cette amélioration se soutient depuis près de
onze ans, sans autre secours que l'application
habituelle du collyre ammoniacal, et l'emploi
rare de ventouses scarifiées, soit au cou, soit
aux cuisses, lorsqu'il se présente quelque symptôme de pléthore cérébrale, comme étourdissement, chaleur et pesanteur de tête.

10ᶜ OBSERVATION.

GOUTTE SEREINE DOUBLE.

Osteaux, tailleur, âgé de 36 ans, éprouva subitement, le 3 mai 1836, dans les deux yeux, des picottements et un brouillard qui le gênaient considérablement pour travailler. On le traita, pendant quatre mois, au moyen d'un vésicatoire sur le front dont on se servait pour livrer chaque jour à l'absorption des fractions de strycknine. Des collyres où entrait cette substance, des laxatifs et des saignées n'arrêtèrent point les progrès de la maladie.

Octobre 1836. Osteaux se présente chez moi avec des pupilles immobiles et très-dilatées. La vision est à peu près nulle dans l'œil droit; de l'œil gauche, le malade peut encore travailler, par instants et seulement dans des couleurs claires. La lecture est impossible. Le malade accuse de la chaleur, de la douleur, de la pesanteur à la tête et des vertiges. Le traitement sincipital a graduellement dissipé les symptômes cérébraux et oculaires. Les pupilles ont recouvré leur mouvement normal. Depuis trois ou quatre mois, la vision est rétablie dans un degré

tel que le malade peut lire, écrire et travailler,
aussi facilement qu'avant l'invasion de la maladie.

11ᵉ OBSERVATION.

CÉCITÉ PAR SUITE D'OPHTALMIE CHRONIQUE.
(PANNUS.)

Monsieur l'abbé de Castillon, ancien grand-
vicaire et aumônier de la cour, âgé de soixante-
douze ans, vint me consulter sur l'état de ses
yeux, il y a environ un an ; il ne pouvait ni lire
ni écrire, et avait beaucoup de peine à se conduire. Sa maladie datait de cinq ans, et paraissait avoir eu pour principe la petite vérole qu'il
eut à l'âge de six ans, et après laquelle il fut
aveugle pendant six mois. En recouvrant la
vue, il était resté myope.

La vue de M. de Castillon s'affaiblissait par
les veilles et par les progrès de l'âge, lorsqu'à
son retour d'Italie en France, en 1817, il fut
affecté d'une ophtalmie très-intense. Malgré
différents traitements, ses yeux ont été constamment malades depuis cette époque. Voici
quel était leur état, au moment où il me consulta pour la première fois.

Hypertrophie remarquable des deux yeux et

18

des paupières; le bord libre des paupières était ulcéré, continuellement enduit d'une humeur concrète jaune, et abreuvé, soit de larmes, soit de fluides muqueux. Il existait, vers le grand angle de l'œil gauche, une tumeur grosse comme un petit pois qui, pressée plusieurs fois par jour par le malade, versait dans l'œil un liquide visqueux. Quand le malade restait à l'air libre, ses joues étaient inondées des liquides qui découlaient de ses yeux. La lumière du jour et plus encore celle des bougies et de la chandelle produisaient sur lui une sensation très-pénible. La flamme lui paraissait blanche. La conjonctive et la cornée ne présentaient d'autre aspect que celui d'un lacis de vaisseaux blancs, parsemé de quelques vaisseaux rouges. On ne distinguait que très-difficilement le tissu de la cornée, et l'on ne pouvait comprendre comment il restait à M. de Castillon assez de vision pour qu'il pût parcourir seul de petites distances dans les rues.

Je conseillai la cautérisation de la tête, mais un avis contraire prévalut. Je bornai le traitement à un vésicatoire derrière le cou, moyen bien faible contre une maladie aussi grave. La vue s'améliora un peu, mais au mois de septembre elle s'affaiblit de nouveau ; alors M. l'ab-

bé de Castillon ne pouvant plus absolument
se diriger, revint me consulter. Il rejeta de
nouveau la proposition que je lui fis d'établir
un exutoire à la tête. A défaut d'autre ressource, et malgré l'extrême sensibilité des yeux
et des paupières, j'essayai l'application d'une
petite quantité de pommade ammoniacale sur
ces dernières. J'enlevai promptement le topique par des injections, et le malade se crut
soulagé de la pesanteur et des cuissons qu'il
éprouvait habituellement dans les yeux. Encouragé par l'issue de cette tentative, je continuai
l'usage du même moyen. Au bout de quinze
jours, M. de Castillon se conduisait seul sans
une grande difficulté; il gagnait, me disait-il
chaque jour, pendant un mois de ce traitement,
et put enfin lire quelques lignes formées en gros
caractères; alors je commençai seulement à
voir le centre de la cornée. Environ un mois
plus tard, je reconnus dans l'œil gauche le cercle très-étroit de la pupille. A cette époque, les
yeux avaient un peu perdu de leur volume
extraordinaire: les larmes, les mucosités, et
l'humeur de meibomius étaient beaucoup moins
abondantes. Les choses allaient de mieux en
mieux, mais par des degrés très-lents, lorsqu'au
mois de février dernier M. de Castillon consen-

tit à la cautérisation de la tête. Il avait eu chez moi des occasions de reconnaître l'innocuité et les avantages de ce traitement sur plusieurs malades. Il avait particulièrement été encouragé à prendre ce parti par madame la comtesse de Montchenu, qui, dans un âge avancé, s'était décidée à subir ce traitement pour recouvrer la vue. Peu de jours après l'établissement d'une plaie au sinciput, et toujours sous l'influence du collyre ammoniacal, les deux cornées étaient un peu plus visibles, quoique dans un état fort éloigné de celui qui leur était naturel; je distinguai la pupille de l'œil droit.

Le 20 juin 1823, les yeux sont presque entièrement rentrés dans leurs orbites. Les excrétions de liquides sont nulles pour l'œil gauche, et considérablement diminuées dans le droit. La tumeur de l'angle de l'œil droit est entièrement dissipée. Les cornées et les pupilles se dessinent davantage; les premières sont encore entourées d'un cercle blanc; les progrès sont lents, mais se succèdent sans interruption. Actuellement M. l'abbé de Castillon peut lire des ouvrages imprimés en caractères moyens, et écrire plusieurs pages de suite, qu'il a la faculté de relire. Je lui recommande toutefois de n'user de la vision pour ces sortes d'exercices, que dans l'absolue nécessité. Je ne puis encore déterminer l'époque où il sera convenable de terminer ce traitement.

...Septembre 1825. La vue de M. de Castillon est aujourd'hui comme dans son premier état.

Les divers changements opérés dans les yeux de M. l'abbé de Castillon ont été souvent l'objet de l'examen de MM. les docteurs Rahn de Goettingen, Newbourg, Lafisse, Devèze et Sellier.

12e OBSERVATION.

AUTRE CÉCITÉ PAR SUITE D'OPHTALMIE CHRONIQUE.

La femme Sara, âgée de trente-huit ans, est d'une constitution qui, assez bonne dans l'origine, est depuis long-temps affaiblie.

A l'âge de huit ans, le jour trop fameux dans nos annales, du 10 août 1792, elle fut saisie par un homme qui la jeta sur un tombereau rempli des membres palpitants de gardes-suisses qu'on venait de massacrer. Frappée de terreur, elle sauta dans la rue, monta, presque sans y voir, trois étages, et s'évanouit sur le pallier de sa chambre. Elle eut aussitôt tous les symptômes d'une inflammation du cerveau et des yeux, qui se termina par la perte de la vision de l'œil droit. Aujourd'hui, 22 septembre 1821, la cornée de cet organe est d'une couleur bleu-foncé qui ne permet pas d'apercevoir la pupille. La partie inférieure de la cornée présente une tache blanche du diamètre de trois lignes environ.

Depuis un grand nombre d'années et probablement par suite de la catastrophe dont elle avait tant souffert, Mme Sara avait une telle susceptibilité dans tous les organes sensitifs, que le bruit, les odeurs et les impressions morales peu intenses lui causaient une syncope.

Depuis dix ans, la malade éprouvait en outre habituellement des douleurs de poitrine, de l'étouffement, des aigreurs, et des digestions difficiles. Ces derniers symptômes ont presque entièrement disparu depuis près d'un an ; mais la maladie, ou sa cause, n'a fait que changer de siége. A chaque époque menstruelle, l'œil gauche est affecté d'une inflammation qui se dissipe insensiblement au bout de huit à quinze jours, mais en laissant l'organe de plus en plus affaibli.

22 septembre 1821. M. le docteur Lafisse m'adresse cette malade dans le onzième mois de son affection. Elle ne peut ni lire, ni travailler, ni se diriger dans les rues. Elle éprouve presque constamment de la somnolence, des

étourdissements, et beaucoup de pesanteur à la tête.

L'œil droit est dans l'état que nous avons décrit. La malade ne peut s'en servir pour diriger sa marche au dehors.

OEil gauche. La conjonctive est affectée d'une rougeur très-vive et d'un léger chemosis. La cornée est grise, trouble, et présente, à son centre, une taie peu opaque, d'une ligne de diamètre. La pupille est étroite et peu mobile. Douleurs lancinantes dans toutes les parties de l'œil. Vision nulle.

Une ventouse scarifiée, placée sur le trajet de la suture lambdoïde, fait sortir une demionce de sang ; les douleurs de la tête et des yeux diminuent sensiblement, mais sans amélioration de la vue.

23 septembre 1821. Apparition des règles, qui n'efface pas l'amendement de la veille. Cette période se passe sans l'accroissement accoutumé des symptômes.

29 septembre. Cautérisation sincipitale au moyen de la pommade ammoniacale. Vésication formée de la même manière à la région du sacrum.

7 octobre. Les douleurs de la tête et des yeux ont cessé. La rougeur de la conjonctive s'est

dissipée, la taie est moins sensible, et la vision est assez bien rétablie pour que la malade puisse lire et coudre.

10 octobre. L'albugo est plus apparent. La malade n'entretient pas la plaie du sacrum, comme je le lui avais recommandé.

11 octobre. La vision est un peu trouble, elle devient plus nette après l'application du collyre ammoniacal.

12, 13 octobre. La cornée est obscurcie par une espèce de nuage blanc, la vision est confuse et la malade ne peut se conduire seule. Douleurs lancinantes qu'une ventouse scarifiée dissipe, mais seulement pour une heure. Tête pesante et douloureuse.

18 octobre. Les règles paraissent, tous les symptômes acquièrent de l'intensité, retour du chemosis, vision nulle, insomnie complète. Des ventouses légèrement scarifiées à la partie postérieure de la tête et du cou, et des ventouses sèches fréquemment appliquées à la partie interne des cuisses, produisent des moments de calme. La plaie sincipitale n'est pansée qu'avec du beurre.

25. Les règles sont terminées après avoir coulé un peu plus que de coutume ; à l'exception des douleurs de tête et de l'œil, qui sont un peu

calmées, les symptômes subsistent avec la même intensité que le 18; la plaie sincipitale est cicatrisée. Il fallait recommencer le traitement dans une mesure d'énergie proportionnée à la violence du mal; dans ce but, je devais non seulement opposer des moyens locaux à l'affection de l'encéphale et de l'œil, mais en employer aussi d'indirects contre l'origine secondaire de l'ophtalmie. Selon toutes les probabilités, cette altération dépendait de l'action d'un courant sanguin qui avait lieu de l'utérus vers la tête. Afin de remplir cette double indication qui avait déjà motivé, d'après mon jugement sur la maladie, l'établissement d'un exutoire au sinciput, et d'un autre au sacrum, je résolus de cautériser de nouveau la région sincipitale, et d'établir à chaque jambe un point d'irritation et de suppuration derrière la tête du péronée. Sur ces deux points, j'eus l'assentiment de mon ami le docteur Lafisse. La malade qui, sans l'avoir espéré, s'était trouvée mieux pendant quelque temps, ne fut pas effrayée de mes propositions ; elle préféra même à la pommade ammoniacale, la cautérisation avec le cuivre incandescent. En effet, la douleur que cause cette pommade appliquée sur la tête, se faisant sentir pendant

cinq minutes au moins, et celle que procure
l'autre agent ne durant que deux secondes, c'est-
à-dire cent cinquante fois moins, plusieurs malades optent pour la douleur qui est la plus
courte, quoique la plus intense.

25 octobre. Cautérisation à la tête. Vésication derrière l'extrémité supérieure du péronée.

26 octobre. La malade qui, depuis plus de
dix jours, n'avait pu dormir, a joui d'un sommeil naturel, bien qu'elle eût éprouvé une
forte contrariété dans le cours de la journée.

27. Amélioration marquée. L'inflammation
est dissipée, la vision est rétablie.

3 novembre. Céphalalgie que dissipent immédiatement l'application d'une ventouse scarifiée derrière le cou, et l'évacuation d'une
demi-once de sang.

Du 9 au 13 novembre, légers symptômes
d'inflammation qui troublent fort peu la vision. Il suffit pour les dissiper du collyre ammoniacal, et de ventouses très-peu scarifiées.
L'amélioration s'est soutenue constamment depuis, à quelques variations près, et il n'a pas
fallu employer d'autres remèdes que de légères
émissions sanguines, et le collyre ammoniacal
sur les paupières.

Mai 1823. Le cautère sincipital et les plaies

des jambes ont été supprimés, l'un au bout de trois mois, les autres seulement après l'espace de six mois. Depuis un an, le collyre ammoniacal n'a été nécessaire que cinq ou six fois.

L'œil gauche est sain, vif; on ne voit au centre de la cornée qu'un point imperceptible d'albugo, la vision est parfaite.

OEil droit. Il est plus vif qu'il n'était, la tache blanche a diminué dans toutes ses dimensions. On n'aperçoit pas la pupille, mais, au rapport de la malade, la vision a fait assez de progrès pour qu'avec son aide seule, elle puisse se conduire.

A partir du commencement du traitement, la malade a perdu cette susceptibilité si marquée à l'occasion du bruit, des corpuscules odorants et des impressions morales; elle n'éprouve plus de syncopes.

Cette femme offrait à un très-haut degré les symptômes qui, selon l'opinion générale des médecins, présentaient le plus de chances défavorables à la cautérisation sincipitale. Cependant, ce moyen n'a eu que des avantages réels sans aucun inconvénient, quoique j'en aie fait usage avec une grande énergie.

13e OBSERVATION.

CÉCITÉ PAR SUITE D'OPHTALMIE SCROPHULEUSE ET
SYPHILITIQUE.

A ***, âgée de cinq ans, est affectée, depuis
plus de deux ans, d'ophtalmie et de cécité complète. Les paupières, les conjonctives sont très-
enflammées, la malade ne peut ni ouvrir les
yeux, ni supporter la lumière.

Toutes les parties extérieures du corps présentent des traces de l'existence des virus syphilitique et scrophuleux. Les glandes cervicales,
axilaires et inguinales, sont engorgées ; les
aines et les bras offrent des ulcères profonds,
à bords tranchés, mais l'habitude du corps
n'est pas aussi altérée que sembleraient l'annoncer les complications et l'ancienneté de la
maladie.

Toutes ces altérations résistent depuis longtemps au traitement antiphlogistique, auquel
on a réuni les antiscrophuleux et les antisyphilitiques.

Ayant soumis l'enfant à l'examen de mes
amis les docteurs Newbourg et Lafisse, il fut
arrêté qu'un séton qui existait depuis long-

temps à la nuque serait remplacé par la cautérisation sincipitale, et qu'on reprendrait l'usage des remèdes antisyphilitiques.

La tisane de salsepareille, trente grains de sublimé, et de nombreuses frictions mercurielles, n'amenèrent aucun changement dans les symptômes vénériens. Cependant la plaie sincipitale produisit son effet ordinaire, l'ophtalmie diminua graduellement ; dans l'espace d'un mois, la malade fut mise en état de supporter la lumière et de se conduire. On vit alors les cornées couvertes d'un albugo très-prononcé. J'associai au traitement le collyre ammoniacal appliqué sur les paupières. Beaucoup de causes occasionnelles étaient propres à entraver le traitement et à entretenir la maladie ; telles étaient une habitation humide, étroite, mal éclairée, une nourriture peu saine, etc.

Dans une réunion des médecins susnommés, où il fut reconnu que l'usage des mercuriaux ne modifiait nullement l'état des glandes et des ulcères, je proposai de faire sur le bord de ces derniers, et sur les engorgements glanduleux, des frictions légères de pommade ammoniacale. J'étais ainsi parvenu à résoudre complétement des bubons qui, malgré le traitement antisyphilitique, avaient passé à un état d'induration très-marqué. On adopta mon avis. Je plaçai la malade au premier dispensaire de la Société Philantropique, afin de lui faire donner les médicaments dont elle pouvait avoir besoin, et pour la soumettre à l'observation des médecins de cet établissement.

Sous l'influence de ces frictions, les ulcères perdirent insensiblement de leur étendue, et revêtirent l'aspect des plaies ordinaires ; mais il ne fallut pas moins d'un an pour les voir disparaître complètement.

Juin 1823. La plaie sincipitale est entretenue depuis dix-huit mois, sur une surface peu étendue. L'ophtalmie est entièrement dissipée, les taies diminuent d'épaisseur ; dans l'un des yeux, l'albugo très-épais s'était comme partagé en cinq parties qui occupaient toute la cornée ; il n'en reste plus que trois. La vision s'exécute d'une manière bien supérieure à ce qu'on pourrait croire lorsqu'on examine les taies, qui ne permettent pas encore de bien distinguer les pupilles. La santé de cette jeune fille est très-bonne.

1837. La santé s'est maintenue sous tous les rapports.

14e OBSERVATION.

GOUTTE SEREINE ; PARALYSIE DE LA PAUPIÈRE SUPÉ-
RIEURE.

La femme Chevinot, âgée de quarante ans,
d'une bonne constitution, mère de sept enfants,
a long-temps habité un local humide.

Vers le milieu d'avril 1820, elle reçut de la
hauteur de six pieds, sur le sommet de la tête,
une grosse tringle de fer qui servait à soutenir
des rideaux. Depuis ce moment, une céphalalgie continuelle la tourmenta. Dans le mois
d'août 1820, l'œil droit fut atteint de strabisme,
de vives douleurs et d'un affaiblissement de
la vue.

Le 17 août 1820, la malade s'étant rendue à
la consultation de l'hôpital de Saint-Antoine,
on lui prescrivit des sangsues aux cuisses, des
pédiluves irritants, et un vésicatoire au cou. Les
symptômes persistèrent, mais avec moins d'intensité.

Février 1821. Le strabisme de l'œil droit se
dissipe et s'établit à l'œil gauche ; frappée en
même temps de paralysie, la paupière supérieure

recouvre complètement cet organe. La malade fait de vains efforts pour la relever.

Fin d'avril 1821. Cette malade m'est adressée par MM. les docteurs Ratheau, Bourgeoise, Camille Piron et Hervez de Chégoin, mes collègues des dispensaires de la Société Philantropique.

La tête et les yeux sont constamment douloureux et pesants; ceux-ci présentent une couleur terne. A l'œil droit, la pupille presque immobile est médiocrement dilatée. La vision est suffisante pour que la malade puisse se conduire et s'adonner aux soins de son ménage; cette faculté s'affaiblit par moments, et en outre, la sensation de petites taches noires la gêne constamment. En soulevant la paupière, on voit à l'œil gauche une pupille très-dilatée et peu mobile. L'action de cet œil, qu'elle s'exerce isolément ou conjointement avec celle de son congénère, provoque de l'étourdissement, avec une douleur plus intense de la tête et des yeux. La malade voit moins bien quand elle se sert de ces deux organes à la fois, que lorsqu'elle fait usage de l'œil droit seulement.

Le vésicatoire de la nuque avait été converti en un séton. Le 7 mai 1821, je supprime le séton, comme remède presque nul dans les affections chroniques de la tête; cautérisation sincipitale au moyen de la pommade ammoniacale, ventouses légèrement scarifiées, derrière le cou.

10 mai. Amendement notable des douleurs de tête et des yeux. Les conjonctives et les cornées sont plus nettes. La malade voit plus distinctement de l'œil droit. L'intensité des douleurs de tête coïncidant avec la diminution du flux menstruel, j'établis à l'aide de la pommade ammoniacale un petit vésicatoire à la région supérieure du sacrum, afin d'arrêter le courant sanguin qui pouvait avoir lieu de l'utérus à la tête; cette médication avait un second motif dans l'existence d'une leucorrhée abondante et ancienne. Au moyen d'une cuve de Volta de 30 plateaux, j'introduis un courant électrique entre le nerf surcilier droit et le gauche; la malade perçoit des étincelles dans les deux yeux, et voit les objets plus distinctement.

15 mai. Absence complète de la céphalalgie; la malade m'avertit que la paupière gauche se contracte, et que pendant de courts intervalles, la vision se fait par le concours des deux yeux, sans étourdissement, sans trouble de la vue; la pupille de l'œil gauche est moins dilatée qu'elle n'était.

28 mai. Les yeux sont devenus très-clairs; la mydriase de l'œil gauche subsiste à un degré moindre; la paupière de cet œil, toujours abaissée quand la malade vient me voir, se relève assez souvent, selon son rapport. La leucorrhée est beaucoup moins abondante. On supprime la plaie de la région du sacrum.

L'électricité voltaïque, le collyre ammoniacal, quelques ventouses scarifiées étant administrées de temps à autre, la malade a recouvré complétement la vision, dans le cours de quelques mois. Je supprimai la plaie sincipitale. Tous les symptômes en un mot ont disparu; la paralysie de la paupière supérieure de l'œil gauche, la mydriase, l'amaurose, ainsi que les étourdissements, les brouillards et la céphalalgie.

En novembre 1822, il survint, sans cause occasionelle appréciable, plusieurs syncopes assez longues, qui, pouvant être rapportées à l'ancienne affection du cerveau, me déterminèrent à rétablir la plaie du sinciput, mais en lui donnant moins d'étendue; depuis ce moment, la malade a constamment joui d'une parfaite santé.

Cette femme, étant hors d'état de fournir à sa subsistance et à celle de ses enfants, trouvait à peine le temps de venir chez moi; sa position, sous tous les rapports, était on ne peut plus fâcheuse. Elle en sortit, grâce à mademoiselle Justine de Juigné, qui lui donna un asile dans sa maison, et lui accorda tout le temps nécessaire pour recevoir mes soins.

15e OBSERVATION.

GOUTTE SEREINE AVEC FILAMENTS VARIÉS.

M. Baudoy, âgé de cinquante-deux ans, d'une constitution qui l'a fait pendant longtemps résister aux fatigues de la guerre, est affecté, depuis cinq ans, d'une maladie des yeux assez remarquable. Ces organes sont grands, bons en apparence, la pupille est un peu dilatée et n'offre pas de mouvements très-étendus. Le malade éprouve des picotements et des tiraillements convulsifs dans les yeux depuis le mois d'octobre 1817 ; des flocons de neige et des fils, analogues à ceux des arraignées, lui semblent continuellement se placer entre ses yeux et les différents corps. Ces flocons sont accompagnés de globes, tantôt opaques, tantôt lumineux. Les premiers corps s'évanouissent, et sont remplacés dans l'œil droit par une sorte de triangle rectangle, dont le sommet est placé supérieurement. Les côtés du triangle sont opaques, et ont environ une ligne d'épaisseur. L'espace compris entre eux est nébuleux, et paraît séparé de l'œil par des globes opaques. L'œil gauche éprouve la sensation de deux branches, d'une ligne d'épaisseur, séparées en bas par un intervalle de trois lignes, s'élevant en se rapprochant l'une de l'autre, et se réunissant à sept lignes de hauteur, en forme de pyramide. Le malade ne peut plus ni lire ni écrire; il a de la peine à se conduire, et ne distingue pas les personnes, quand le ciel est nébuleux.

17 novembre 1821. Cautérisation sincipitale avec la pommade ammoniacale; 19, la vue est moins trouble; une céphalalgie assez intense s'est manifestée. Elle a bientôt cédé à l'application des ventouses scarifiées derrière le cou, et à l'évacuation d'une once et demie de sang.

1er octobre. Les lignes des figures perçues par les yeux ont moins d'épaisseur; les globes et les filaments ont perdu beaucoup de leurs dimensions. Le malade commence à lire et à écrire.

Décembre 1821. Le malade écrit plus facilement encore.

Novembre 1822. La vision s'est affermie;

l'œil supporte la lecture. Les figures subsistent toujours, mais leur volume et leur étendue ont beaucoup diminué.

16ᵉ OBSERVATION.

Jean Faucher, tailleur de profession, âgé de trente ans, est né à Limoges, d'un père qui avait la vue faible. Depuis six ans il éprouve des douleurs au sinciput, et il lui semble ne voir les objets qu'à travers un nuage. Il y a trois ans que douze à quinze minutes de lecture, d'écriture ou de travail d'aiguille, suffisent pour lui faire perdre entièrement la vue, qu'il recouvre bientôt par le repos, et en dirigeant ses yeux en haut. Il voit à peine assez pour se conduire, surtout le soir ; depuis environ un mois, il ne peut ni lire, ni écrire.

4 avril 1822. Ce malade m'est adressé par M. Lemaire, chirurgien-dentiste. Les yeux sont un peu ternes ; du reste, ils paraissent être à l'extérieur dans leur état naturel.

Cautérisation sincipitale au moyen de la pommade ammoniacale ; application sur les paupières du même remède. Immédiatement après, la vision est meilleure.

7 avril. M. Faucher lit et écrit facilement.

8 avril. La vue n'est pas aussi bonne que la veille ; l'application du collyre ammoniacal lui rend de l'énergie.

15 avril. Depuis plusieurs jours la vue est constamment bonne ; le malade écrit et lit facilement.

8 mai. Le malade n'a plus de céphalalgie depuis que la plaie suppure. Les objets ne lui paraissent plus couverts d'un brouillard. N'ayant pas le moyen de subsister à Paris, il est obligé de partir pour Nevers, où est sa femme.

17ᵉ OBSERVATION.

AMAUROSE INCOMPLÈTE DE L'OEIL DROIT, ET STAPHYLÔME ULCÉRÉ DE L'OEIL GAUCHE.

M*** contracta, dans le mois de juin 1822, une gonorrhée syphilitique. Trois semaines après il s'exposa au froid humide, en couchant la fenêtre ouverte. Il survint alors une ophtalmie du côté gauche. L'écoulement blennorrhagique continuait : on attribua l'ophtalmie au virus qui avait produit la blennorrhagie. Dans l'espace de quatre mois, il se forma un staphylôme au tiers supérieur de la cornée. Le diamètre transversal de cette tumeur était de trois à quatre lignes ; deux lignes et demie seulement constituaient le diamètre vertical ; d'autres parties de la cornée étaient ulcérées, les paupières enflammées, et la supérieure très-relevée, à cause de la saillie du staphylôme ; enfin l'œil était dans un état d'atrophie très-sensible. Un chirurgien, justement célèbre, combattit la maladie par un traitement anti-syphilitique ; tous les jours on insufflait du calomélas dans l'œil ; dans l'espace de trois mois, M*** prit quatre-vingts grains de deutochlorure de mercure. Le malade consulta un autre chirurgien, d'une réputation non moins honorable. Celui-ci craignant la dégénérescence cancéreuse, proposa d'évacuer les humeurs de l'œil par une incision.

Depuis l'accident arrivé à l'œil gauche, l'œil droit naturellement faible, était le siége de douleurs profondes. Il s'était affaibli au point que le malade ne pouvait plus lire pendant quelques instants, sans être forcé par les douleurs de suspendre cet exercice ; la pupille de cet or-

gane était très-dilatée, peu mobile ; il n'y avait
à l'extérieur aucun indice d'inflammation.

C'est dans cet état que M..... vient me consulter ; comme au moment de l'invasion de
l'ophtalmie l'écoulement syphilitique avait continué de suivre sa marche ordinaire, je ne le
regardai pas comme la cause de la maladie que
j'avais à combattre. J'attribuai cette dernière à
l'imprudence que le malade avait commise, en
passant la nuit dans une chambre non fermée à
l'air extérieur. J'avais d'ailleurs traité depuis
peu de temps des ophtalmies qui n'avaient pas
eu d'autre origine. Au reste, que mon opinion
fût fondée ou non, le traitement anti-syphilitique ayant échoué, bien qu'il eût été complet,
j'adoptai l'usage des moyens dérivatifs, comme
principale base de mon traitement ; il avait pour
objet de dissiper l'amaurose incomplète de l'œil
droit, et d'améliorer, s'il était possible, l'état
de l'œil gauche. La cautérisation sincipitale fut
pratiquée au moyen de la pommade ammoniacale. J'étendis chaque jour sur les paupières le
collyre ammoniacal, et je fis même trois ou
quatre fois l'application de ce dernier remède
sur le staphylôme ; au bout de quinze jours,
cette tumeur et les ulcères de la cornée s'étaient

entièrement dissipés ; la cornée avait une teinte blanchâtre dans presque toute son étendue. La place qu'avait occupée le staphylôme était un peu brune et permettait l'introduction de quelques rayons lumineux. Peu à peu la cornée prit une couleur légèrement bleuâtre, et l'œil revint à son volume naturel.

Avril 1823. L'œil droit est entièrement rétabli, aucune douleur ne s'y fait plus sentir. La pupille est mobile, sans mydriase, et la vision assez bonne pour que M.... puisse lire et écrire plusieurs heures de suite.

La couleur bleuâtre de l'œil gauche est trop prononcée pour que l'on distingue l'iris ; cependant avec cet œil seul, M..... perçoit la lumière et les couleurs à de très-petites distances.

18ᵉ OBSERVATION.

GOUTTE.

M. Lepoitevin Delacroix, septuagénaire, était au troisième jour d'un violent accès de goutte, et il se désolait, en raison de la durée ordinaire, de cette affection qui se prolongeait chez lui jusqu'à deux et trois mois.

Le pied droit était gonflé, rouge, pesant et très-douloureux ; la tête était le siége de légères douleurs, d'une chaleur vive et de pesanteur. Le pouls était fréquent, plein et dur.

Une ventouse scarifiée, que je plaçai à la nuque et par laquelle je fis sortir trois à quatre onces de sang, dissipa la fièvre et les symptômes cérébraux.

Je posai une ventouse scarifiée sur la face interne du pied. Je ne tirai qu'un ou deux gros de sang ; cette médication suffit pour produire un soulagement subit. En même temps et par le moyen de la pommade ammoniacale, je formai une petite vésication sur le point d'union du premier os du métatarse avec la première phalange du gros orteil. Après quatre jours de ce traitement, les symptômes locaux et généraux étaient entièrement dissipés.

19e OBSERVATION.

RHUMATISME GOUTTEUX.

M. Laurent, ancien officier, âgé de 45 ans, avait éprouvé plusieurs atteintes de rhumatisme. Depuis quelques jours il y avait des douleurs extrêmement aiguës dans toute l'étendue

du membre inférieur droit, particulièrement
dans l'échancrure sciatique; il ne pouvait marcher ni exécuter le moindre mouvement sans
augmenter les douleurs. Il n'y avait point de
sommeil. M'étant déjà bien des fois assuré des
avantages de la méthode de Cotugno, qui consiste à déterminer une vésication derrière la
tête du péronée sur le trajet du nerf poplité
externe, je formai une petite plaie sur cette région à l'aide de la pommade ammoniacale.
Chaque soir je fis placer sur la plaie un grain
d'hydrochlorate de morphine. Je fis poser une
ventouse scarifiée sur l'échancrure sciatique.
Dès le premier soir le malade fut soulagé, et
la guérison fut complète le sixième.

20ᵉ OBSERVATION.

AFFECTION CHRONIQUE DE DIFFÉRENTS VISCÈRES.

Mademoiselle....., âgée de cinquante-cinq
ans, ne se rappelle pas avoir été bien portante
depuis l'âge de dix-huit ans. Consulté par elle,
il y a quinze ans, voici le tableau qu'elle m'offrit: sa mère, sur la santé de laquelle je n'ai eu
aucun renseignement détaillé, après avoir eu
plusieurs enfants, est morte d'un cancer à l'uté-

rus. Mademoiselle.... a une hypertrophie de cet organe qui présente un volume assez considérable pour occuper une ligne verticale s'étendant depuis le pubis jusqu'au-dessus de l'ombilic. Pendant long-temps je n'ai pu juger ces dimensions , parce que les hypocondres et l'hypogastre étaient tendus et durs presqu'à l'égal du bois. La malade accusait des douleurs lancinantes et une sensation de pesanteur perpétuelle dans la partie inférieure de la matrice ; le col était arrondi, très-élargi ; il n'y avait ni ulcération, ni écoulement. Les règles coulaient très-peu et à de grands intervalles ; cette époque était toujours accompagnée d'une augmentation de tous les symptômes. La tête était habituellement le siége de douleur, de chaleur, de pesanteur, d'étourdissements ; l'ouïe était très-dure, la vue trouble ; la moitié gauche et toutes les parties du corps étaient le siége d'un engourdissement permanent.

Depuis quinze à dix-huit ans, l'estomac digérait avec la plus grande peine une très-petite quantité d'aliments. La digestion était constamment accompagnée de tension à l'épigastre, de borborygmes ; il y avait aussi des éructations continuelles. Les garde-robes n'avaient lieu que tous les huit ou dix jours, et étaient composées de fèces très-compactes dont l'évacuation était très-difficile.

Le cœur était souvent le siége de palpitations sans symptômes prononcés d'hypertrophie ; le pouls était irrégulier, faible plutôt que fort, excepté lorsque les symptômes cérébraux avaient plus d'intensité que de coutume. Cet état déplorable était accompagné d'un grand courage et d'une volonté ferme à faire tout ce qui pouvait améliorer la santé. Je m'occupai d'abord des moyens de diminuer les douleurs utérines et de rendre les digestions moins pénibles. Des ventouses sèches aux cuisses, un moxa sur la région du sacrum et quelques vésications instantanées et répétées sur le ventre, produisirent un léger changement dans les souffrances de la malade. Je combattis les symptômes cérébraux et les palpitations par des ventouses légèrement scarifiées à la nuque et au dos sous l'omoplate gauche. Enfin je pratiquai la cautérisation sincipitale qui améliora un peu l'état de l'ouïe, beaucoup la tête et les yeux.

Dans l'espace de cinq à six mois, l'état général s'était amélioré. Pour combattre la constipation, j'employai successivement les laxatifs, les purgatifs et les drastiques d'après les éléments de réaction que j'observais. Au bout d'un

an environ, les hypocondres et l'hypogastre
s'étant amollis et étant devenus indolents, je
pus constater la véritable dimension de l'utérus.

Ainsi combiné, le traitement, tantôt ralenti,
tantôt accéléré, parvint à rendre la santé beaucoup meilleure qu'elle n'avait été depuis vingt
ans. La malade est moins sourde qu'elle n'était;
sa vue lui permet à présent de lire, d'écrire
et de s'occuper. La digestion de toute espèce
d'aliments se fait assez facilement, les éructations sont beaucoup diminuées, les douleurs
utérines sont rares, bien que le temps critique
se soit effectué. Les forces ont beaucoup augmenté. Ce fait présente une guérison relative,
vu la gravité de la maladie et l'impossibilité de
rétablir les organes et les fonctions dans leur
état normal. Ainsi, malgré l'existence de plusieurs maladies réellement incurables, un traitement dérivatif a rendu la malade beaucoup
plus viable qu'elle n'était depuis long-temps.

21e OBSERVATION.

CATARACTES.

Madame la princesse de Broglie-Revel, âgée
de soixante ans, était affectée depuis près de
vingt ans d'une douleur de tête très-violente.

Cette céphalée était souvent accompagnée de vertiges, d'étourdissements, et quelquefois de l'abolition instantanée des sens et de la connaissance.

Depuis plusieurs mois, elle sentait sa vue gênée par une sorte de brouillard qui lui dérobait en partie la couleur et le volume des objets : elle pouvait lire et écrire, mais avec peine, et seulement pendant peu de temps.

Les yeux, sains d'ailleurs, me présentèrent les indices d'une cataracte peu avancée.

Je proposai à la princesse la cautérisation sincipitale, dans le double but de combattre la cataracte et la céphalée.

En huit ou dix jours de ce traitement, la douleur de tête et le brouillard furent dissipés : l'opacité que j'avais rapportée au cristallin avait disparu. Alors seulement je distinguai dans le plan le plus profond de l'œil une nuance d'un blanc argenté, qui me sembla représenter la choroïde ainsi décolorée par l'effet de l'âge : il n'y avait point de glaucome.

Comptant beaucoup trop sur ses forces, la princesse de Revel négligea les précautions que je lui avais recommandé de prendre contre le froid humide. Pendant que je la traitais, au commencement d'octobre 1823, elle reçut une pluie froide en venant chez moi et en retournant chez elle. C'est sous l'influence d'une telle cause que j'avais déjà vu se former deux fois une sorte d'érésypèle autour de la plaie ou à la face ; comme je le craignais, il se développa chez la princesse une éruption assez considérable, qui occupa la circonférence de la plaie, et se porta aussi sur le front. Après cette éruption, qui ne cessa qu'au bout de trois semaines, la malade voulut sortir de nouveau par un motif de bienveillance pour moi. Cette sortie, qui malheureusement fut faite à pied par un temps froid, et après un mois de séjour chez elle, produisit un effet sinon dangereux, du moins bien fâcheux dans ses apparences. Il survint bientôt des mouvements spasmodiques dans les membres, avec aberration de la sensibilité ; sans aucune altération visible, la langue faisait éprouver à la malade la sensation de la rudesse et de la sécheresse d'une râpe ; les corps que la malade palpait lui semblaient être du parchemin. Il est bon de dire ici que la princesse avait toute sa vie été tourmentée d'accidents nerveux. Il y eut à cette époque une consultation que je proposai entre MM. Portal, Laennec, Hervez de Chégoin et moi. MM. Laennec et Hervez appréciant, sur le rapport de la malade, les effets salutaires qu'elle avait éprouvés de la cautérisation à la tête, et rapportant les symptômes à une lésion qui, d'après les antécédents, avait eu autrefois son siége dans la moelle épinière, ces Messieurs, dis-je, proposèrent de faire successivement, et suivant l'occurrence, de semblables cautérisations sur la colonne vertébrale. Je les vis ici prendre l'initiative avec d'autant plus de plaisir, que la courte durée du traitement ne me rassurait pas suffisamment pour l'avenir contre les chances de la cataracte. M. Portal ne vint que le soir chez la princesse; me rencontrant avec ce praticien célèbre, je le trouvai disposé à temporiser. Le traitement fut borné à l'usage des boissons adoucissantes, de quelques antispasmodiques, et d'un liniment ammoniacal très-mitigé: cependant il s'établit chez la malade un peu de fièvre, à laquelle se joignirent des symptômes d'embarras gastrique; ceux-ci furent dissipés avec succès par un laxatif. Bientôt la lésion spinale fit des progrès; il survint même en peu de jours de l'étouffement, de la difficulté dans la déglutition, et enfin des contractures dans les membres. La lésion de la respiration cessa par une vésication instantanée faite à l'épigastre au moyen de l'ammoniaque. Peu de temps après, il fut décidé, d'un commun accord, que l'on ferait passer un courant électrique par les extrémités inférieures. Sachant par expérience que l'épiderme, aux membres, s'oppose à l'introduction du fluide électrique, nous fîmes d'abord de petites plaies derrière la tête du péronée et à chaque malléole : le courant électrique, en passant par ces plaies, fit cesser instantanément les contractures, ce qui parut d'un augure favorable. Deux jours après cette application unique de l'électricité, la malade se plaignit de la gêne que lui causait une espèce de clou à la partie supérieure de la cuisse gauche. Nous reconnûmes que c'était un anthrax, et, d'une voix unanime, nous admirâmes cet effort de la nature : en effet, nous vîmes dissiper en peu de jours tous les symptômes qui avaient mis plus de deux mois à se développer. On changea le régime diététique en un régime analeptique, et le retour des forces fut favorisé par le séjour à la campagne.

Dans les visites que la princesse m'a faites depuis, j'ai eu le plaisir de la revoir en très-bonne santé, sans aucune douleur de tête, et les yeux en bon état. Elle est partie dans le cours de l'été pour Copenhague, d'où elle a la bonté de me faire donner de ses nouvelles ; les dernières, assez récentes, portent qu'elle acquiert de l'embonpoint, et qu'elle a maintenant assez de force pour fatiguer les personnes qui l'accompagnent à la campagne.

1837. La santé et la vue se sont maintenues.

22ᵉ OBSERVATION.

Madame Sirey, née Du Saillant, se présenta chez moi le 15 décembre 1829, accompagnée de M. le docteur Léon Auvity, son gendre. Cette dame est d'une bonne constitution, que les atteintes du temps critique ont fortement ébranlée. Plusieurs fois elle a été affectée de congestion cérébrale avec des symptômes de paralysie; elle éprouve, depuis plusieurs années, une douleur dans l'hypochondre gauche.

Il y avait quelques mois que cette dame sentait sa vue décroître rapidement dans l'œil droit, le seul dont elle eût la jouissance. Elle consulta plusieurs personnes, et plus particulièrement M. le docteur Roux, qui lui prescrivit un vésicatoire au cou. La vue diminuant, malgré cette médication, M. Roux, d'après cet état, qu'indiquait évidemment le développement d'une cataracte, lui conseilla de ne rien faire jusqu'à ce que la vue fût détruite. M. le docteur Pravaz et M. le docteur Léon Auvity furent d'avis que cette dame me consultât.

Yeux saillants, probablement dans un commencement d'hypertrophie; cornées légèrement ternes; myopie. OEil droit : pupille moyennement dilatée, mobile, brouillard blanchâtre, peu dense, paraissant fixé sur le cristallin; vision plus altérée que ne comporte l'opacité de la lentille; filaments, étincelles. OEil gauche : il s'éloigne beaucoup de la direction naturelle quand l'œil droit s'ouvre; perception de corps lumineux. La malade a de la peine à lire, à écrire et à coudre; un brouillard épais, qui lui semble augmenter chaque jour, lui cache les objets; la lecture produit des nausées.

Depuis que la vue est si fort altérée dans l'œil droit, elle paraît s'être un peu fortifiée dans le gauche.

Je déclare à MM. Auvity et Pravaz que je considère la maladie de madame Sirey comme une goutte sereine, accompagnée d'un commencement de cataracte.

J'établis le traitement sincipital avec ses adjuvants, tels que ventouses scarifiées, lorsqu'il se présente quelque symptôme de congestion cérébrale; frictions de pommade ammoniacale sur l'ypochondre gauche; collyre ammoniacal; douches d'eau froide sur le front et sur les yeux; sucs de laitue et de cerfeuil. De ces différents moyens administrés, ou simultanément ou successivement, il est résulté les effets suivants:

Diminution sensible du volume des yeux; le brouillard de l'œil droit s'est transformé en une sorte de vapeur noirâtre très-peu dense; la vision est devenue très-bonne pour la lecture, l'écriture et le travail d'aiguille; l'exercice de cette fonction n'est plus accompagné de nausées.

OEil gauche: le strabisme a sensiblement diminué; la vision s'est fortifiée au point que madame Sirey peut lire les caractères moyens d'impression, ce qu'elle n'avait jamais pu faire.

La myopie a été modifiée de manière que madame Sirey peut lire en plaçant le livre environ deux pouces plus loin qu'elle ne faisait avant sa maladie.

La santé de madame Sirey s'est généralement améliorée. Les symptômes de congestion cérébrale reparaissent rarement; la douleur de l'hypochondre gauche est presque entièrement dissipée.

Mai 1837. La vue se maintient parfaitement bonne.

23ᵉ OBSERVATION.

Madame la comtesse de....., d'une bonne constitution, âgée de 32 ans, vivant dans le célibat, était depuis plusieurs années atteinte de symptômes hystériques qui faisaient des progrès alarmants. Vainement elle avait essayé tour à tour les remèdes internes usités en pareil cas. — Voici ce qu'elle éprouvait lorsqu'elle me consulta : A la sensation presque permanente de la boule hystérique, qui semblait remonter de l'utérus à l'épigastre, se joignait une constriction fréquente du pharynx et du larynx qui la gênait pour la déglutition et l'émission de la parole; douleurs névralgiques dans les dents. Ces symptômes étaient accompagnés d'un état d'innervation qui rendait la malade très-impressionnable aux agents physiques et moraux. — Les menstrues étaient régulières, mais peu abondantes. — La malade fut calmée d'abord par l'assa-fœtida en pilules et en lavements, comme déjà elle l'avait été par des moyens analogues. Ce soulagement n'était qu'instantané.

J'associai l'aloès à l'assa-fœtida, dans le but qui fut obtenu, de favoriser à la fois la liberté du ventre et l'éruption menstruelle.

2° Je formai une petite plaie à chaque jambe, derrière la tête du péronée, à l'aide de la pommade ammoniacale; tous les deux ou trois jours on animait cette plaie par l'application instantanée du même topique.

3° Plusieurs fois par jour je fis poser une petite couche de pommade ammoniacale sur les parties latérales du cou, en recommandant de l'ôter aussitôt qu'il y aurait sensation de cuisson.

4° Huit ou dix jours avant l'époque menstruelle, je fis mettre des ventouses sèches aux cuisses pendant trois quarts d'heure, une heure.

Dès le premier mois la malade fut notablement soulagée; la guérison ne fut complète qu'au bout de trois mois, et elle s'est maintenue depuis plusieurs années.

24e OBSERVATION.

CATARACTE OPÉRÉE.

Bonneville, ébéniste, âgé de 56 ans, se présente chez moi le 25 août 1832.

OEil gauche : M. Dupuytren l'a opéré de la

cataracte par la méthode de l'abaissement, le
16 juillet dernier. On ne voit point de traces
du cristallin, cet œil est couvert d'un bandeau ;
conjonctive très-rouge, photophobie ; pupille
assez dilatée, un peu mobile ; légère nébulosité
dans la chambre antérieure. La vision est confuse, elle ne peut être exercée que dans l'obscu-
rité.

OEil droit : cataracte très-prononcée, vision
trouble, pupille peu mobile.

25 août 1832. Ventouse scarifiée à la nuque,
collyre ammoniacal sur le front, les tempes et les
paupières.

26, 27 août. Ce malade peut supporter le
jour ; il distingue l'heure à la pendule. Le premier jour il n'avait reconnu que le cadran.

28 août. Cautérisation sincipitale par la
pommade ammoniacale.

13 septembre. La vision s'améliore dans les
deux yeux ; la photophobie et l'inflammation
sont entièrement dissipées dans l'œil gauche.

Cet exemple et les suivants démontrent l'utilité de deux méthodes différentes appliquées
chacune en son temps. La cataracte de l'œil
gauche étant parvenue à un développement
complet, M. Dupuytren a dû l'opérer, et il l'a
fait avec succès. Le traitement que j'ai appli-

qué plus tard a confirmé et développé le succès qui avait été obtenu.

Novembre 1833. La vision s'est perfectionnée,
et cet homme travaille presqu'aussi bien qu'a-
vant le formation de la cataracte.

25ᵉ OBSERVATION.

CATARACTE OPÉRÉE.

Goisse, âgé de 55 ans, affecté de deux cataractes, a eu l'œil droit opéré à l'Hôtel-Dieu,
par M. Dupuytren, le 16 juillet 1832.

25 août 1832. Cet homme présente les symptômes suivants : l'œil droit est couvert d'un
bandeau à cause de l'impression trop vive que
lui fait éprouver la lumière; conjonctive très-
rouge.

Pupille étroite, un peu ovalaire, ayant un
faible mouvement de resserrement; la moitié
supérieure de cette ouverture présente un corps
opaque inégal, analogue au cristallin devenu
opaque, l'autre moitié est libre et permet la
vision des corps. Ce malade distingue le cadran
et les aiguilles d'une pendule de cabinet, sans
pouvoir déterminer l'heure.

OEil gauche : cataracte avancée.

25 août 1832. Collyre ammoniacal, ventouse scarifiée à la nuque. Après ces applications, le malade supporte mieux le jour et distingue plus nettement les objets.

30 août. Cautérisation sincipitale.

7 septembre 1832. Le malade supporte bien la lumière, il se conduit facilement.

L'inflammation est dissipée; la pupille a acquis du mouvement, et l'opacité de la portion du cristallin qui correspond à la partie supérieure de la pupille, me paraît avoir sensiblement diminué.

10 septembre. L'opacité du cristallin de l'œil gauche commence à s'effacer. La vision est bien meilleure qu'elle n'était.

26e OBSERVATION.

GLAUCOME ET GOUTTE SEREINE.

M. de Pinnautier, aide-de-camp, âgé de 28 ans, a été sujet, depuis l'âge de 12 ans jusqu'à celui de 22, a des hémorragies nasales très-considérables, qui se renouvelaient jusqu'à deux ou trois fois par jour. Pendant plusieurs années, il s'est livré avec une grande applica-tion aux travaux de cabinet; l'épistaxis a cessé, mais il a été remplacé par des maux de tête violents qui n'ont cédé ni aux sangsues ni à des topiques de glaces, mais seulement au temps et au repos.

Mars 1830. 1° Catarrhe pulmonaire; 2° pupille de l'œil droit très-dilatée, immobile, opacité légère de l'humeur vitrée, vision presque nulle. — Un séton placé à la nuque, et l'application du nitrate d'argent sur la cornée, ont rendu la pupille un peu mobile et la vue moins défectueuse. Le malade peut lire le titre d'un livre, mais cet exercice lui donne de la céphalalgie.

9 novembre 1832. M. de Pinnautier m'est présenté par M. le docteur Delmas.

Suppression du séton, cautérisation sincipitale, ventouse scarifiée, rubéfaction du front et des tempes par la pommade ammoniacale employée tous les jours, collyre ammoniacal, laxatif.

23 janvier 1832. M. de Pinnautier ne souffre plus de la tête, et il lit facilement, même les petits caractères. La pupille a conservé une dilatation plus grande que dans l'état naturel, mais elle jouit d'un mouvement normal. La nébulosité qui paraissait fixée sur le corps vitré est entièrement dissipée.

27ᵉ OBSERVATION.

ABOLITION DE L'ODORAT, GOUTTE SEREINE.

M. Lacaze, âgé de 41 ans, est entièrement privé de l'odorat depuis 18 mois. Vers la même époque l'œil gauche s'est beaucoup affaibli. Pupille irrégulière, immobile, vision confuse et double.

10 mars 1832. Cautérisation sincipitale, ventouse scarifiée, laxatifs, collyre ammoniacal sur le front, les tempes et les paupières.

L'amélioration dans les deux sens de l'odorat et de la vue a été rapide et progressive.

1ᵉʳ avril 1832. Le malade perçoit les odeurs et distingue les objets à peu près comme dans l'état naturel.

28ᵉ OBSERVATION.

CATARACTES.

Madame la marquise douairière de Brézé a les yeux saillants et affectés de myopie à un haut degré.

11 avril 1830. OEil gauche : vision nulle.

Plusieurs médecins et chirurgiens spéciaux reconnaissent l'existence d'une goutte sereine pure et simple. La pupille est étroite, immobile.

Le 2 avril 1832, cette dame se présente chez moi dans l'état suivant :

OEil gauche, celui qui est privé complètement de la vision depuis le 11 avril 1830, présente une cataracte parvenue à sa maturité. La pupille est immobile.

OEil droit : pupille étroite et mobile, cataracte très-prononcée. La malade lit et écrit difficilement.

La tête est le siége de douleurs légères, de pesanteur et d'étourdissements.

2 avril 1832. Cautérisation sincipitale. Ventouse scarifiée à la nuque et à la tempe, collyre ammoniacal, topique d'éther sulfurique sur le front, laxatifs.

16 juillet. OEil gauche : le cristallin est devenu opalin ; cet œil perçoit le jour. La pupille est à l'état normal.

OEil droit : le cristallin a sensiblement perdu de son opacité. Un célèbre chirurgien qui avait reconnu la goutte sereine, il y a deux ans, a constaté l'existence d'une cataracte non plus accompagnée de goutte sereine, et qu'il regarde comme susceptible d'être opérée. Ce jugement tend à démontrer la guérison de l'amaurose qui avait précédé la cataracte. La vue s'est notablement fortifiée, et même la malade en abuse en écrivant des lettres de trois ou quatre pages.

1837. L'amélioration persiste et augmente.

29e OBSERVATION.

GOUTTE SEREINE.

Jean-Marie Patoche, ouvrier en châles, âgé de 21 ans, est affecté d'une goutte sereine double depuis plus de trois ans. Traité d'abord à l'hôpital de Reims, il entra plus tard à l'hôpital Beaujon. Là on lui cautérisa le sinciput au moyen de la pommade ammoniacale; il en éprouva un léger soulagement qui ne persista pas. Il fut alors envoyé à l'hôpital Necker, où M. le docteur Delarroque lui fit poser un séton à la nuque. La vision ne se rétablissant pas, ce confrère voulut bien m'adresser le malade à l'Hôtel-Dieu.

OEil droit : pupille extrêmement étroite, immobile, vision nulle quand l'œil est placé en face de l'objet. Lorsque cet organe est tourné vers le plafond, il y a perception confuse des objets, sans distinction des formes ni des couleurs.

OEil gauche : pupille extrêmement étroite et peu mobile. Le malade ne voit les objets qu'à travers un brouillard épais ; il se conduit avec peine ; la tête est ordinairement le siége d'une chaleur vive, avec pesanteur de cette partie, somnolence et souvent fièvre. Quand ces symptômes se manifestent avec plus d'intensité que de coutume, la vision est entièrement nulle.

Convaincu que je ne pourrais triompher de la goutte sereine qu'après avoir dissipé les symptômes cérébraux, je résolus de ne renouveler la plaie sincipitale, si elle devenait nécessaire, qu'après la disparition de ces derniers symptômes.

Traitement. Cautérisation permanente formée par la pommade ammoniacale derrière la tête du péronée, ventouses scarifiées sur le trajet de la suture lambdoïde et à la nuque ; ventouses sèches posées, chaque jour, sur le bassin et les cuisses ; vésications volantes sur ces mêmes régions par le séjour de la ventouse sèche pendant deux à trois heures, laxatifs deux ou trois fois la semaine ; deux fois par jour application du collyre ammoniacal sur le front, sur les tempes et les paupières, et douches d'eau froide aussitôt après.

La vision de ce malade s'est améliorée graduellement dans l'espace de trois mois; les symptômes cérébraux se sont rarement reproduits, cédant chaque fois aux médications qui leur étaient opposées. La vision est entièrement rétablie dans les deux yeux, depuis plus de quatre ans, sans qu'il y ait eu nécessité de cautériser le sinciput.

Juin 1837. La vision se conserve parfaite.

30ᵉ OBSERVATION.

CÉCITÉ PAR IRITIS CHRONIQUE. SURDITÉ.

Auvray, ancien canonnier belge, peintre en bâtiment, âgé de 36 ans, est envoyé à ma clinique, salle Saint-Landry, par M. le docteur Gueneau de Mussy. Il ne peut se diriger seul dans l'hôpital, et il est sourd au point qu'il faut beaucoup élever la voix près de son oreille et à plusieurs reprises, pour se faire entendre.

Février 1832. Auvray est malade depuis plusieurs mois.

Les paupières et la conjonctive sont gonflées, rouges, avec commencement de chemosis;

photophobie, douleurs et pesanteur de tête, étourdissements, pouls dur et fréquent.

Des ventouses scarifiées sont appliquées à la nuque et sur la suture lambdoïde, douze sangsues sont posées à l'anus, et sont suivies de quelques doses de laxatifs; lotions sur les paupières avec une infusion d'un gros de feuilles de belladone dans une chopine d'eau.

Dans l'espace de huit jours l'ouïe s'est rétablie presque entièrement.

La photophobie et l'inflammation des yeux sont en partie dissipées. Il n'est plus impossible d'examiner les yeux. Les paupières sont moins gonflées, moins rouges, la conjonctive est moins rouge et moins boursouflée, les cornées sont parsemées de taies nombreuses, blanches; l'iris n'est pas encore perceptible; le malade peut se diriger dans les salles. Petite cautérisation avec la pommade ammoniacale sur la région de la suture lambdoïde au-dessus de l'apophse mastoïde.

Les lotions de belladone sont continuées ainsi que les laxatifs et la ventouse scarifiée.

Dans l'espace de quinze jours, la plus grande partie des taies etait résolue et laissa voir les traces d'un iritis très-prononcé, avec des flocons albumineux dans le centre de la pupille. La pupille est étroite, inégale et immobile.

Le collyre de belladone est employé plusieurs fois par jour; deux fois seulement on administre sur le front, les tempes et les paupières, le collyre ammoniacal qu'on enlève soudainement avec de l'eau froide. Ces moyens sont bientôt accompagnés d'une dilatation légère de la pupille et du resserrement alternatif de cette ouverture, sous l'influence de l'ammoniaque. Au bout d'un mois de traitement, les symptômes avaient beaucoup perdu de leur intensité; la vision était rétablie en grande partie, la surdité dissipée; l'invasion du choléra uécessita la sortie de ce malade.

Rentré à ma clinique au mois de juin, l'amélioration des yeux et des oreilles s'était maintenue à un degré peu inférieur à celui qui existait au mois de mars. Le traitement ayant été repris, il s'est manifesté un changement très-favorable dans l'état des yeux et des oreilles, et Auvray a voulu reprendre ses travaux. J'aurais désiré continuer mes secours plus longtemps, mais ce malade supportait impatiemment son séjour à l'hôpital.

Les cornées ne présentaient plus que des taies superficielles qui ne pouvaient pas nuire à la vi-

sion ; les pupilles avaient beaucoup moins d'irrégularité dans leur forme, les milieux s'étaient
considérablement éclaircis.

29e OBSERVATION.

INFLAMATION , ULCÉRATION DE LA CONJONCTIVE,
IRITIS.

Trochard, chantre à Rambouillet, âgé de
40 ans, a été amené le 8 mars 1833 à l'Hôtel-
Dieu, salle Saint-Landry, n° 39.

Ce malade éprouve depuis plusieurs semaines une inflammation des paupières, de la conjonctive et de l'iris. Il ne peut se diriger seul
dans les salles.

OEil droit. — Conjonctive fortement injectée,
albugo très-épais sur la moitié inférieure de la
cornée ; pupille dilatée, irrégulière, immobile,
vision nulle.

OEil gauche. — Conjonctive très-rouge,
ulcération profonde, longue de deux lignes à
la partie supérieure et interne de la cornée,
taies superficielles sur la cornée transparente,
pupille étroite presqu'immobile, photophobie,
vision bornée à la perception confuse des objets.

Chaleur, douleur, pesanteur de tête et insomnies habituelles.

Ventouse scarifiée à la nuque, purgatifs, collyre de feuilles de belladone et de guimauve; les symptômes cérébraux et les symptômes inflammatoires des yeux ont été notablement diminués. Le malade a bien dormi.

15 mars 1833. Cautérisation sincipitale; douze sangsues à l'anus.

15 mars. La plaie est chaque jour entretenue par l'application instantanée de la pommade ammoniacale. Le malade se conduit facilement. Collyre ammoniacal le matin, le soir collyre de belladone. La photophobie et l'inflammation ont presque cessé; l'albugo perd de son opacité et de son étendue; l'ulcération paraît moins profonde, la vision fait des progrès; les pupilles ont acquis beaucoup de mouvement.

28 mars. Le malade a écrit à sa femme.

9 avril 1833. Le malade sort guéri de l'inflammation; les conjonctives, les pupilles sont à l'état normal; l'ulcération est presque entièrement cicatrisée.

Ce malade m'écrit, à la date du 6 octobre, qu'il vient d'être nommé instituteur primaire. Il ajoute:

« Mes yeux sont guéris totalement, et je me

« trouve si bien guéri que je n'ai jamais vu si
« clair qu'aujourd'hui. »

30ᵉ OBSERVATION.

CATARACTE, MYOPIE.

M. Christie, âgé de soixante ans, ancien
notaire, sentant sa vue s'affaiblir depuis plusieurs mois, et ne voyant les objets qu'à travers un brouillard, me fut adressé par M. le
docteur Lafisse, le 8 février 1833.

L'examen des yeux nous présenta les observations suivantes :

Le globe oculaire est très-grand et saillant ;
des paupières très-developpées le recouvrent à
peine. Elles sont le siége d'un sentiment de tension. M. Christie est myope à un haut degré,
comme l'indique assez la conformation de ses
yeux.

Les pupilles sont mobiles ; la chambre antérieure présente une opacité grise très prononcée, surtout dans l'œil droit.

Cautérisation sincipitale par la pommade
ammoniacale, ventouse scarifiée à la nuque,
laxatifs. Le 22 février, le malade déclare voir
plus dinctinctement les objets. Le traitement est

continué sans grandes variations à cause de l'absence des symptômes cérébraux.

Juin 1833. Lotion faite, le soir, sur le front, les tempes et le grand arc des paupières avec la solution d'un gros d'hydriodate de potasse ioduré dans trois onces d'eau.

Juillet. La vue s'améliore progressivement; le volume des yeux paraît un peu diminué.

Depuis le mois de juillet, M. Christie constate chaque jour qu'il peut lire à une distance plus éloignée de trois lignes que celle qui jusque là lui était ordinaire. De plus, il voit passer, lorsqu'il se place sur un quai, les personnes qui sont sur le quai opposé, phénomène qui, jusqu'à l'âge de soixante ans, lui était étranger.

Les paupières et les yeux sont beaucoup plus libres dans leurs mouvements.

La nébulosité qui formait la cataracte paraît effacée dans l'œil gauche, et notablement diminuée dans le droit.

Ce fait et tant d'autres, comme celui de Mme Sirey, démontrent d'une manière tout-à-fait péremptoire, l'importance qu'il y a de combattre la cataracte.

Tels sont les faits justificatifs des principes qui me guident dans l'exercice médical. S'ils paraissent étranges à ceux qui ont des vues et une pratique différentes, qu'au lieu de juger de prime abord ils fassent usage de ma méthode, et bientôt, j'en suis convaincu, il leur sera impossible de ne point tomber d'accord avec moi, sur les causes que j'invoque et sur leurs effets.

Pendant plus de deux ans, j'en ai fait la démonstration à l'Hôtel-Dieu de Paris, sur la plus grande échelle, sous les yeux d'un grand nombre de médecins et en présence d'un concours considérable d'élèves, et aucun d'eux n'a pu s'élever contre l'évidence et la puissance des faits.

Ainsi, que les praticiens qui auront lu avec attention mes raisonnements sur la dérivation, et les faits que je cite à l'appui, consentent à l'appliquer aux diverses maladies que j'ai signalées, telles que la pléthore et l'inflammation, et ils en obtiendront des résultats qui ne laisseront aucun doute dans leur esprit.

Par les faits, je crois aussi avoir clairement prouvé qu'on est dans une erreur complète, lorsqu'on regarde la cataracte comme étant hors de la portée médicale, et exclusivement placée dans les attributions chirurgicales, c'est-à-dire essentiellement destinée à l'opération. En effet, la cataracte commençante et celle déjà avancée, la cataracte accompagnée de la goutte sereine, et celle opérée sans succès, ont si rarement résisté à ma pratique, que de pareils résultats sont dignes de fixer l'attention du médecin.

Enfin, je ne dirai plus qu'un mot. J'étudie et j'expérimente cette méthode de traitement depuis plus de trente ans, chaque jour m'en fait voir l'efficacité. Si les praticiens parviennent à se dégager de toute prévention, de toute influence, et la mettent en usage, je me trouverai trop heureux et assez recompensé de mes longs travaux, puisqu'ils auront contribué au bien de l'humanité.

FIN.

TABLE

DES MATIÈRES.

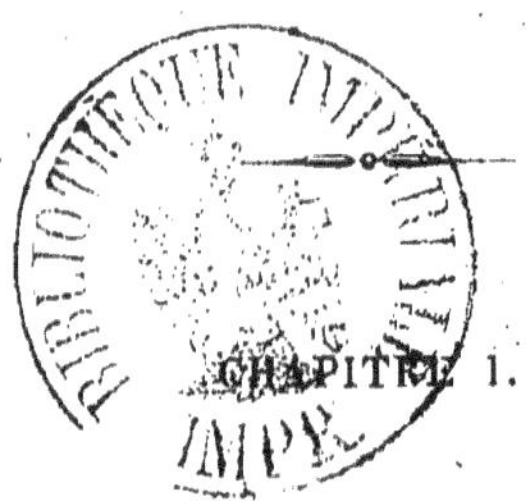

CHAPITRE I.

CHAPITRE II.

22

CHAPITRE III.

CHAPITRE IV.

CHAPITRE V.

CHAPITRE VI.

CHAPITRE VII.